Petra Doleschalek
Kosmetik selbst gemacht

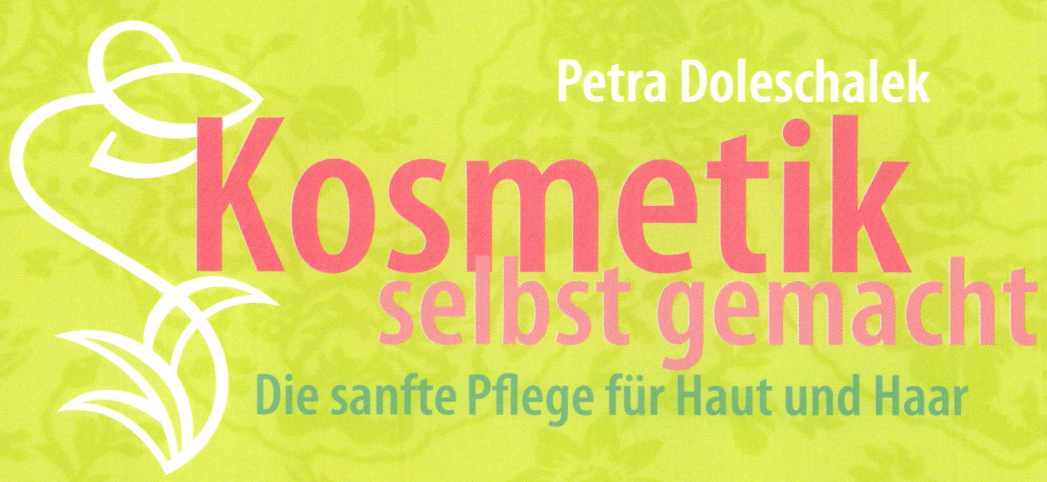

Petra Doleschalek

Kosmetik
selbst gemacht

Die sanfte Pflege für Haut und Haar

ANACONDA

Die Deutsche Nationalbibliothek verzeichnet diese Publikation
in der Deutschen Nationalbibliografie; detaillierte bibliografische
Daten sind im Internet unter http://dnb.d-nb.de abrufbar.

© 2008 Anaconda Verlag GmbH, Köln
Alle Rechte vorbehalten.
Lektorat: Waltraud John, Duisburg
Umschlaggestaltung: Druckfrei. Dagmar Herrmann, Köln
Satz und Layout: Druckfrei. Dagmar Herrmann, Köln
Printed in Czech Republic 2008
ISBN 978-3-86647-258-7
info@anaconda-verlag.de

Inhalt

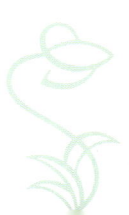

Vorwort

Liebe Leserin, lieber Leser!

Vor vielen Jahren, als ich gerade eine Ausbildung zur Heilpraktikerin absolvierte, stellte ich mir zum ersten Mal die Frage, ob man nicht ganz einfach Kosmetik daheim selber machen könne.

Nein, nicht dieses Obstgemansche im Gesicht, nein, richtige, optisch tolle Kosmetik, wie man sie auch zu kaufen bekommt.

Zu diesem Zeitpunkt war ich als Produktmanagerin in einer Kosmetikfirma tätig. Nun ja, die Beschäftigung mit natürlichen heilenden Produkten und Kaufkosmetik – das konnte nicht lange gut gehen. Ich gab den Job auf und machte mich als Heilpraktikerin selbstständig. Aber meine große Liebe blieb die »Kosmetik zum Selbermachen«.

Aus diesem Hobby ist inzwischen ein Beruf geworden, und ich gehe jeden Tag beglückt in meinen Laden, wo ich von all den hübschen, duftenden und wirkungsvollen Dingen umgeben bin.

Mit diesem Buch für Einsteiger möchte ich gerne mein Wissen mit Ihnen teilen. Ich hoffe, Sie haben genauso viel Spaß beim Lesen wie ich beim Schreiben.

Ich bin überzeugt, es packt Sie ebenso, wie viele meiner Leser/innen des ersten Buches, und wenn Sie Lust und Zeit haben, dann besuchen Sie mich in meiner »Kosmetikmacherei«. Ich freue mich immer herzlich über »Leser/innen-Besuche«.

Viel Spaß beim Nachrühren!

Ihre Petra Doleschalek

Einführung

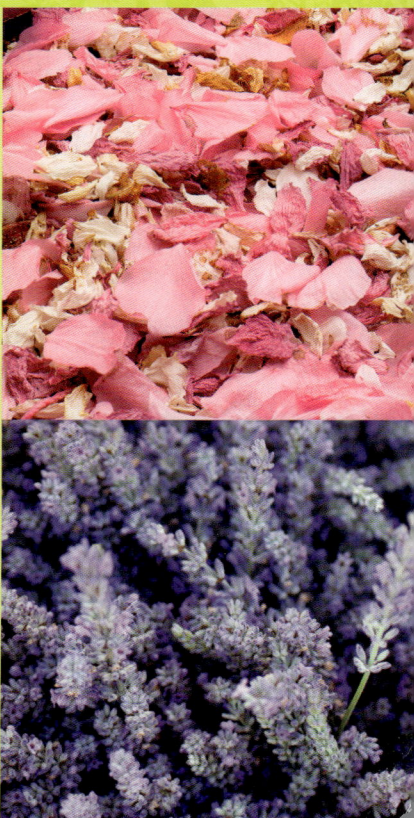

Kosmetik selber machen ist ein faszinierendes Hobby. Mit wenigen Zutaten und Handgriffen zaubern Sie wunderbare Cremes, Lotionen, Gels oder Badeöle. Schön ist, dass Sie immer genau wissen, was drinnen ist; Sie bestimmen Wirkungsweise, die Farbe, den Duft und so ganz nebenbei kreieren Sie Ihre persönliche Pflegelinie – wie die großen Konzerne – nur eben in Ihrer Küche und das in wenigen Minuten!

Verpackt in hübsche Tiegel und Fläschchen stehen Ihre Kreationen den gekauften Produkten weder in Optik noch Wirkung nach, ganz im Gegenteil, denn sie sind aus vollkommen unbedenklichen Rohstoffen zusammengestellt und deshalb auch ganz sanft zur Haut. Aber vor allem – Sie sind von Ihnen und es gibt kein zweites Produkt in dieser Art! Ein schöner Gedanke, nicht?

Ich versuche Ihnen auf einfach Weise das nötige Wissen zu vermitteln. Lassen Sie sich nicht von der Menge an Rohstoffen irritieren (das sind ja längst noch nicht alle), Sie werden lernen, wie einfach Sie Rohstoffe austauschen können, falls Sie die gerade nicht daheim haben!

Ich begleite Sie herzlich gerne bei Ihren ersten »Gehversuchen« und sehe Ihnen im Geiste über die Schulter – legen Sie ruhig los, ich bin bei Ihnen, es kann gar nichts schiefgehen!
Ab mit uns in die Küche!

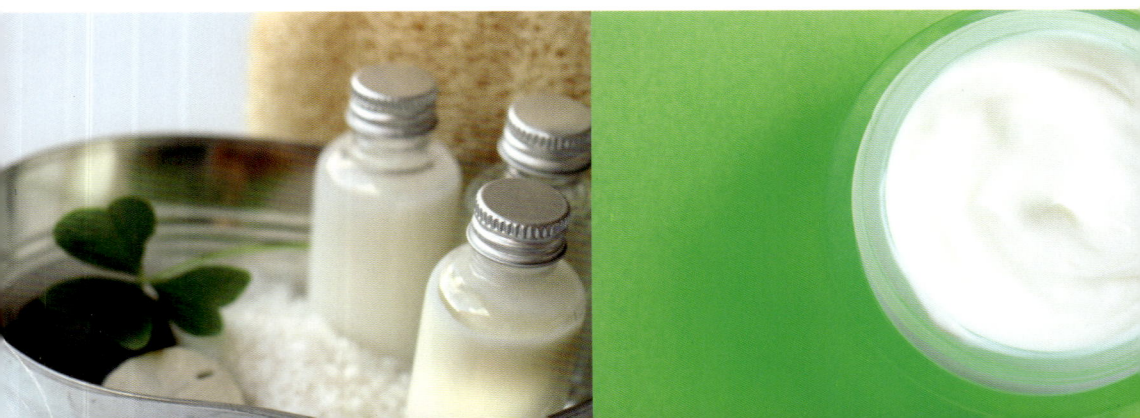

Was Sie am Anfang benötigen ...

Also, lassen Sie uns jetzt gemeinsam nachsehen, ob wir für unser »Creme-rühren« geeignete Gerätschaften in Ihrer Küche finden, oder ob sich vielleicht etwas zweckentfremden lässt.

Waage

Das Wichtigste ist – eine genaue Waage. Für den Anfang reicht eine Digitalwaage mit zumindest 1 g Schritten. Sollten Sie aber »Lunte gerochen haben« und dieses Hobby ausbauen wollen, dann sollten Sie unbedingt auf eine teurere 0,1 g Waage umsteigen. Sie ist genauer und bei unseren kleinen Mengen können 0,5 g schon zuviel oder zuwenig sein. Schauen Sie mal im Internet unter »Feinwaagen« oder im Elektroladen, da finden Sie bestimmt eine günstige!

je 2 Schraubgläser oder Bechergläser

Zum Rohstoff-Einwiegen und Schmelzen brauchen Sie 2 Schraubgläser in ca. 250 und 400 ml Größe. Es reicht, wenn Sie zu Beginn Ihrer Rühr-karriere leere gesäuberte Gurken- oder Marmeladegläser mit Schraub-deckel verwenden, das funktioniert sehr gut! Später wollen Sie sicher die feuerfesten Laborbechergläser, ebenfalls in 250 und 400 ml Größe, aber nur Geduld, das kommt schon noch!

Holzstäbchen

Für das gelegentliche Umrühren reichen Holzstäbchen. Am Besten Sie nehmen bei Ihrem nächsten Chinarestaurant-Besuch die Stäbchen mit. Sie lassen sich wunderbar im Geschirrspüler reinigen und können oft verwendet werden.

Handmixer

Zum Emulgieren, also zum Verschlagen Ihrer Creme benötigen Sie einen Handmixer, wobei Sie wegen der kleinen Öffnungen in den Schraub-

gläsern sehr gut mit nur einem Quirl auskommen. Zur Not tut's auch ein batteriebetriebener Milchschäumer (ist aber meist zu schwach) und macht eher Mousse statt einer Creme, aber wie gesagt, zur Not …

Tiegel & Flaschen

Bitten Sie alle Freundinnen, in Zukunft leere Tiegelchen und Fläschchen nicht zu entsorgen, sondern Ihnen zu schenken. Sie werden, wenn Ihnen das »Cremerühren« gefällt, viele benötigen.

So, nun fehlt nur noch Weingeist oder ein anderer hochprozentiger Alkohol – nicht für unsere Nerven zur Beruhigung, sondern um die Gerätschaften vorher zu säubern und keimfrei zu machen.

Woraus besteht eine Creme?

Eines sollten Sie sich immer merken: Wir stellen eine sogenannte Emulsion her – Sie erinnern sich vielleicht dunkel an den Chemieunterricht? Öle und Flüssigkeiten werden mithilfe eines Emulgators – wir haben flüssige und plättchenförmige – verbunden. Wer von Ihnen schon selbst Mayonnaise gerührt hat, hat dieses Prinzip der Emulsion bereits in der Praxis verwendet.

Und da dies nun eher eine Milch ergibt und noch keine Creme, werden konsistenzgebende, also festmachende Stoffe (z. B. Bienenwachs, Kakaobutter etc.) – eben unsere Konsistenzgeber – geschmolzen und untergerührt. Die fertige ausgekühlte Creme ist somit fest und kann aufgetragen werden.

Und so sieht unsere Grafik aus:

Eine Creme besteht aus:
Pflanzenöl + Flüssigkeit

+

Emulgatoren

+

Konsistenzgeber
zusätzlich kommen dann
Wirkstoffe, Düfte und evtl.
Konservierung dazu!

Natürlich fragen Sie sich nun, welche Rohstoffe Sie fürs Crememachen daheim haben sollten. Sie wollen einen Überblick? Bitte, hier!

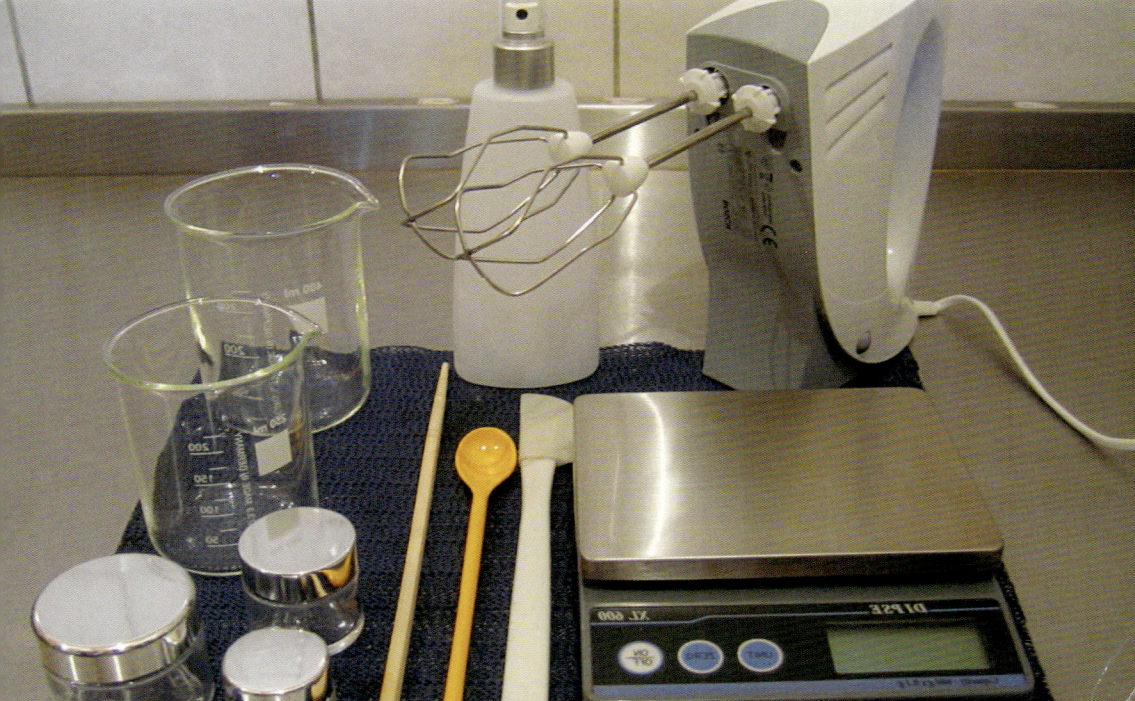

Unsere Einkaufsliste

1–2 Öle nach Hauttyp	Öl
Öl für Badeöle oder große Mengen Lotion	Öl
Festes Fett nach Hauttyp (z. B.: Sheabutter, Kakaobutter, Kokosfett, Bienenwachs etc.)	festes Fett und Konsistenzgeber
Tegomuls oder Lamecreme oder Emulsan	Emulgatoren nach Wahl
Fluidlecithine	Emulgator flüssig
Hydrolat nach Hauttyp	Flüssigkeit für Wasserphase
D-Panthenol	Wirkstoff
Aloe vera 10-fach Konzentrat	Wirkstoff
Vitamin E Tocopherol	Wirkstoff
Vitamin A Palmitat	Wirkstoff
Meristemextrakt	Wirkstoff
Squalan	Wirkstoff
Gurkenextrakt	Wirkstoff
Fibrostimulin	Wirkstoff
Sorbit	Wirkstoff
Guarkernmehl oder Xanthan	Gelbildner
Shampoogrundlage	
Bechergläser, Tiegel, Fläschchen	

Keine Sorge, die genannten Rohstoffe werden alle auf den nächsten Seiten noch genau erklärt. Viele Rohstoffhändler haben Starter-Sets für Sie vorbereitet, die alle wichtigen Öle, Emulgatoren, Wirkstoffe etc. beinhalten. Greifen Sie da ruhig zu, meist sind sie auch günstiger als die einzelnen Produkte.

Sehen wir uns daher die Rohstoffgruppen genauer an, damit Sie wissen, was Sie für Ihren Hauttyp auswählen können. Ich habe hier bewusst nur die wichtigsten Rohstoffe ausgewählt, ich will Sie ja nicht mit all der Fülle an Rohstoffen erdrücken! Letztendlich wollen Sie sowieso ALLE haben, das weiß ich ganz genau!

Die Rohstoffe

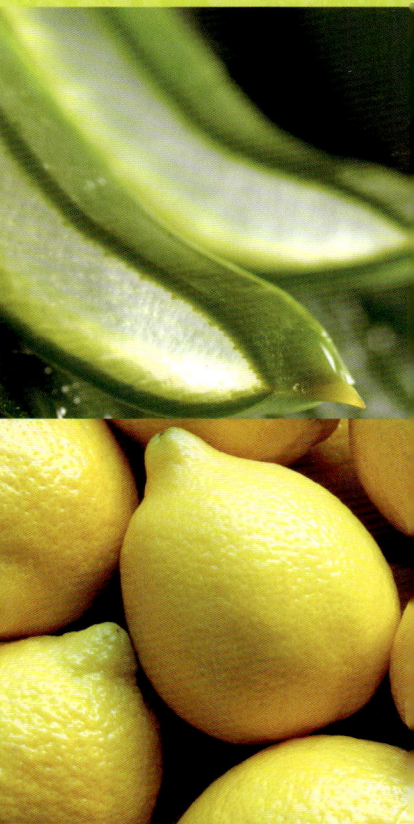

Die Pflanzenöle

Für selbst gemachte Kosmetik sollten Sie kalt gepresste Öle bevorzugen. Das ist besonders am Anfang eine Preisfrage, aber auch mit raffinierten Ölen erzielen Sie gute Wirkung.

Raffiniert bedeutet, dass den Ölen unter Beimengung von Chemikalien, bei hohem Druck und Temperatur, Verunreinigungen, Farb- und Geruchsstoffe entzogen werden und daher auch die »Ausbeute« höher ist, was man am Preis erkennen kann. Raffinierte Öle sind eine durchaus preiswerte Alternative mit guter Wirkung, besonders am Anfang Ihrer Rührkarriere!

Kalt gepresste Öle werden schonend mit weniger Hitze gepresst, dadurch kann aber der Schadstoffgehalt höher sein als bei raffinierten Ölen. Die wertvollsten und natürlich auch die wirkungsvollsten sind Öle, deren Ausgangsprodukt unter kontrolliert biologischem Anbau (kbA) gezüchtet und geerntet wurde und die kaum zusätzlich erhitzt werden. Diese Öle sind zugegeben teurer, aber was tut man nicht alles für die Schönheit!

▬▬▬ Avocadoöl

Trockene Haut
Reife Haut
Stabil gegen Ranzigwerden

wird in kalt gepresster Variante aus der ganzen Frucht gepresst, daher auch seine grüne Farbe. Als raffiniertes Öl ist es hellgelb bis hellgrün.

Es ist speziell für trockene, empfindliche und reife Haut geeignet. Es ist sehr gehaltvoll, hat einen außerordentlich »weich machenden« Effekt, speichert hervorragend Feuchtigkeit und hinterlässt ein samtig gepflegtes Hautgefühl. Gemischt mit z. B. Jojobaöl bei sehr trockener Haut! Mit Avocadoöl hergestellte Produkte dicken noch nach Tagen nach.

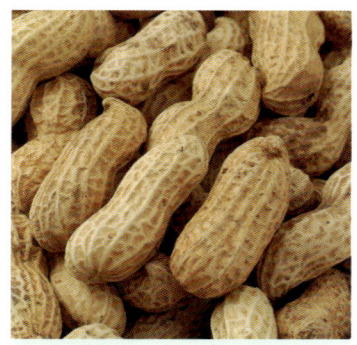

Distelöl

wird durch Kaltpressung aus der Färberdistel gewonnen. Durch einen besonders hohen Gehalt an Linolsäuren ist es sehr gut verträglich. Es hinterlässt auf der Haut keinen Glanz, was dieses Öl zum idealen Rohstoff für fettende Haut und Mischhaut macht. Auch für leicht entzündliche Haut (Akne) wird es gerne verwendet. Macht weiche und softe Cremes, die obendrein die Haut mattieren! Aufgrund seines angenehmen Preises eignet es sich auch als günstiges Öl für Ölbäder.

Fettende Haut
Mischhaut
Haut mit öliger Tendenz
Jugendliche Problemhaut

Erdnussöl

wird aus Erdnüssen gepresst und hat einen leichten Eigengeruch, meist aber wird es raffiniert angeboten.

Es ist ein sehr gehaltvolles Öl, das von der Haut langsam aufgenommen wird. Das macht es für die Pflege von extrem trockener Haut, als Massageöl und bei schuppiger Haut sehr interessant. Erdnussöl ist auch ein

Sehr trockene Haut
Schuppige Haut
Als Massageöl

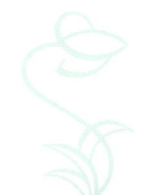

17

sehr gutes Basisöl für Ölbäder und Bodylotions bei trockener Haut.

▬▬ Hagebutten-/Wildrosenöl

ein besonders regenerierendes Öl für geschä-
digte Haut, schuppige Haut, bei zu Psoriasis
und Ekzemen neigender Haut, als Vorbeu-
gung gegen Schwangerschaftsstreifen, bei
Couperose und als Anti-Aging-Öl bei reifer
Haut. Wirkt feuchtigkeitsspendend, regulierend und entzündungshemmend, was es
auch sehr wirksam bei Akne macht.

▬▬ Hanföl

Dieses kalt gepresste Öl ist aufgrund seiner
Bestandteile an Linolsäuren ein wahres All-
roundtalent. Es ist in der Zusammensetzung
den Hautlipiden sehr ähnlich. Es wirkt entzündungshemmend, regulierend, und ist so
sanft, dass es bei Kinder-Neurodermitis und
auch bei zu Unverträglichkeiten neigender
Haut verwendet wird. Es wirkt regenerierend und stärkt die Widerstandsfähigkeit
der Haut.

▬▬ Jojobaöl

wird aus den Früchten der *Buxus Chinensis*
gewonnen und gilt eigentlich als flüssiges
Wachs, das einerseits sehr feuchtigkeitsspendend, glättend, weich machend, und andererseits so beruhigend wirkt, dass es auch in
der Babykosmetik oder für Sonnenschutz-
mittel verwendet wird. Als Wachs »kriecht«

es nicht durch die kleinen Mimikfältchen in die Augen, was es zu einem ausgezeichneten Öl für die Augenpflege macht. In Cremes wirkt es als Co-Emulgator, d.h. die Cremes werden etwas fester.

Macadamianussöl

wird aus den Nüssen gepresst, ist sehr gehaltvoll und hat einen angenehmen nussigen Geruch. Es wird bei sensibler, feuchtigkeitsarmer, trockener und reifer Haut eingesetzt. Es glättet, nährt und gilt als Anti-Aging-Öl. Wirkt positiv bei leichter Faltenbildung, bei rauer und schuppiger Haut!

Trockene Haut
Reife Haut
Anti-Aging
Trockene und schuppige Haut

Mandelöl

wird aus den süßen Mandelkernen gepresst. Es ist ein leichtes mildes Öl, das auch in der Babypflege Verwendung findet. Besonders sanft zur sensiblen, trockenen Haut. Zieht leicht ein und hinterlässt kaum Glanz. Bei Babypflege sicherheitshalber das raffinierte Öl verwenden! (Unverträglichkeit!)

Alle Hauttypen
Babypflege
Sensible Haut

Sehr stabil gegen Ranzigwerden

Traubenkernöl

wird aus den Kernen der Weintraube gepresst, ist sehr vitaminreich und wird aufgrund seiner das Bindegewebe festigenden Eigenschaft als »Anti-Aging-Öl« verwendet. Bei junger Problemhaut wirkt es entzündungshemmend und hilft bei unreiner Haut. Ein richtiges »Mutter & Tochter-Öl« (Alter & Akne).

Reife Haut
Jugendliche Problemhaut

Stabil gegen Ranzigwerden

19

Weizenkeimöl

Reife Haut
Trockene Haut
Anti-Aging

dieses orangegelbe, schwere und dickflüssige Öl wird durch Kaltpressung aus Weizenkeimen gewonnen. Es ist reich an Vitamin E, hat einen intensiven Geruch nach Getreide und wird bei sehr trockener, reifer und strapazierter Haut verwendet. Es ergibt herrlich reichhaltige Cremes, wirkt leicht straffend und wird auch als Anti-Aging-Öl eingesetzt.

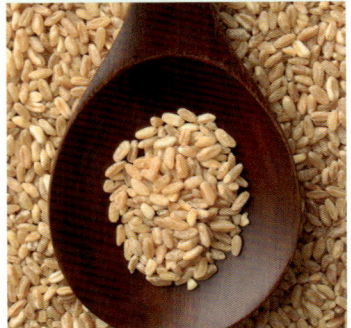

TIPP

Bewahren Sie alle Öle kühl und dunkel auf. Sie müssen sie nicht unbedingt in den Kühlschrank stellen, viele Öle mögen Kälte auch nicht so gern. Einfach in einem nicht so warmen Raum in einen Kasten stellen.

Die Flüssigkeiten

Sie erinnern sich? Wir benötigen Flüssigkeiten, um eine Emulsion (Öl und Wasser) herzustellen. Mithilfe der Flüssigkeiten stellen Sie auch den Feuchtigkeitsgehalt Ihrer Creme ein. Viel Flüssigkeit ergibt eine softe leichte Creme, wenig Flüssigkeit eine feste kompakte und fettere Creme.

Die einfachsten und günstigsten Flüssigkeiten sind destilliertes Wasser, Teeauszüge, stille Mineralwässer oder – und das ist die wirkstoffreichere Variante – Hydrolate, auch Blütenwasser genannt, und Frischpflanzensäfte.
Ich möchte Ihnen gerne die wichtigsten Hydrolate und Wässer vorstellen:

Aloe-vera-Pflanzensaft (Aloe-vera-Wasser)

wird aus dem Aloe-vera-Blatt gepresst und gilt in der Kosmetik als besonders feuchtigkeitsspendend. Regt die Zellerneuerung an, wirkt abheilend und porenverengend bei unreiner Haut. Bei Neurodermitis soll er juckreizlindernd und leicht schmerzlindernd wirken.

Trockene, feuchtigkeitsarme Haut
Akne
Reife Haut
After Sun

Hamameliswasser

findet bei fettender, großporiger und leicht entzündlicher Haut Verwendung (Akne). Es wird häufig aufgrund seines herben krautigen Duftes für Herrenkosmetik verwendet. Weitere Verwendung: in Deos, Haarwässern bei leichtem Haarausfall und als Gesichtswasser pur aufgetragen!

Fettende und Mischhaut
Entzündliche Haut
Großporige Haut
Männerkosmetik

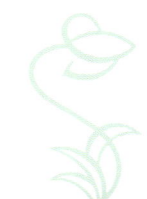

▬▬ Lavendelwasser

Fettende Haut
Mischhaut
Akne
Reife Haut
Sensible Haut
After-Sun

Zur allgemeinen Hautpflege, als Gesichtswasser, als Wasserphase in Cremes, bei entzündeter, irritierter, aber auch fettender Haut. Wirkt ausgleichend, kühlend, beruhigend und antiseptisch. Auch als Gesichtswasser – pur aufgetragen – sehr angenehm. Im Sommer kann es als Kühlung bei einem Sonnenbrand und in After-Sun-Produkten gute Hilfe leisten.

▬▬ Neroliwasser (Orangenblütenwasser)

Strapazierte Haut
Reife Haut
Unreine Haut
Jeder Hauttyp

Speziell als Wasserphase in Cremes bei empfindlicher, strapazierter, nervöser und irritierter Haut. Bei reifer und pflegebedürftiger Haut als Gesichtswasser – bei Akne gemischt mit Aloe-vera-Wasser – entspannt und beruhigt!

▬▬ Rosenwasser

Für jeden Hauttyp
Reife Haut
Junge Haut
Trockene Haut

wird durch Wasserdampfdestillation aus den Rosenblättern gewonnen und enthält die wasserlöslichen Wirkstoffe der Rose. Bei sensibler und reifer Haut oder nur aufgrund seines herrlichen Duftes als Wasserphase in Cremes. Probieren Sie Rosenwasser auch pur als sanftes Gesichtswasser aus.

▬▬ Sandelholz-Hydrolat

Trockene Haut
Männerkosmetik

Sanft duftend hilft dieses Hydrolat bei sehr trockener Haut. Durch seinen angenehmen herben Geruch eignet es sich auch hervorragend für die »Männerkosmetik«, als Basis für Rasierwasser, Rasiergels und Cremes. Für Damenparfums wird es gerne als Duftkorrekteur verwendet.

Zitronen-Hydrolat

Dieses herrlich duftende Hydrolat wird bei fettiger Haut, bei Mischhaut und auch bei jugendlicher Problemhaut verwendet. Es mattiert die Haut und verfeinert die großen Poren.

Fettende Haut
Mischhaut
Großporige Haut

Der Unterschied zwischen Blütenwasser und Hydrolat ist die Intensität. Die Wässerchen sind meist mit Wasser noch ein wenig verdünnt, die Hydrolate sind reine Destillate und daher etwas stärker in der Wirkung. Beide funktionieren aber wunderbar!

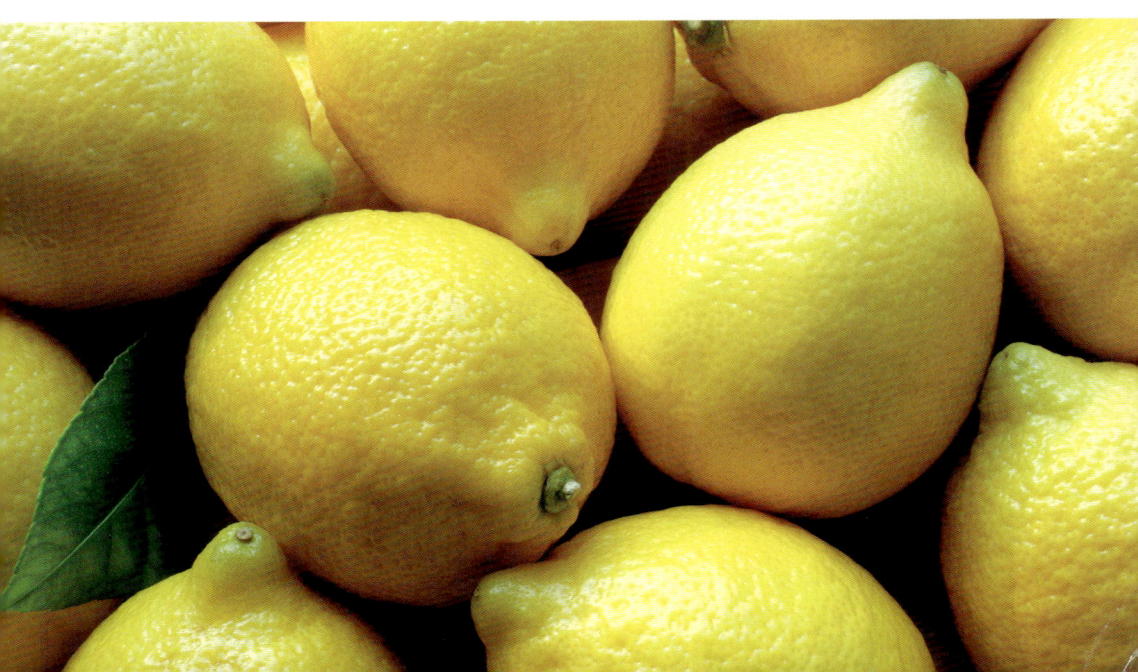

Der Tipp mit der italienischen Espressokanne

Sie haben einen Garten? Sie wissen nicht, was Sie mit der Zitronenmelisse, den vielen Ringelblumen oder den Rosenblüten machen sollen? Eine schöne Sache ist, sich ein Wirkstoffwässerchen mithilfe der guten alten italienischen Espressokanne selbst zu machen. Das Ergebnis ist zwar kein Hydrolat (Dampfdestillation), sondern ein intensiver kräftiger teeartiger Aufguss, den Sie nachher filtern und konservieren müssen.

Aber nun Schritt für Schritt:

- Besorgen Sie sich eine italienische Espressokanne, keine bereits verwendete, denn den Kaffeegeruch kriegen Sie nicht mehr raus!
- Füllen Sie Leitungs- oder destilliertes Wasser in den unteren Teil.
- Statt Kaffee kommen nun frische oder getrocknete Blütenblätter, Kräuter oder auch Früchte in das Sieb. Richtig fest hineindrücken und bis ganz oben hin füllen.
- Nun schrauben Sie den Kännchenteil darauf und stellen das Ganze auf den Herd. Als Erstes entzieht der aufsteigende Dampf den Blättern oder Kräutern die ätherischen Öle, gelangt an den kühleren Deckel, wird wieder zu Wasser und fängt sich im oberen Kännchen. Dann kommt mit hohem Druck das kochende Wasser, reißt die wasserlöslichen Wirkstoffe mit und gelangt nun ebenfalls in das obere Kännchen.
- Das Ergebnis ist ein duftendes, meist leicht farbiges Wässerchen. Lassen Sie es abkühlen, füllen dieses Wasser erneut in den Wassertank der Espressokanne, füllen das Sieb mit neuen Blättern und lassen das Ganze nochmals durchkochen.
- Die so gewonnene, doppelt gekochte Flüssigkeit sollten Sie durch eine Filtertüte abseihen, denn die enthaltenen Schwebstoffe können leicht faulig werden – mit ca. 5% Weingeist oder kosmetischem Basiswasser konservieren.

Die Emulgatoren

Wir benötigen sie, um Öle und Flüssigkeiten miteinander zu verbinden. Dabei unterscheidet man feste, meist blättchenförmige und flüssige Emulgatoren. Die flüssigen verwenden wir häufig, um Badeöle herzustellen, aber auch »kalt gerührte« Cremes werden mit flüssigen Emulgatoren hergestellt.

Ich stelle sie jetzt nach der Häufigkeit ihres Einsatzes vor.

▬▬ Tegomuls (moderner pflanzlicher Lebensmittelemulgator)

ist ein gehärtetes Palmöl und bindet die meiste Flüssigkeit. Mit Tegomuls erzielen wir softe, sehr wasserhaltige Emulsionen. Bei Bodylotions neigt Tegomuls zum »Weißeln«, daher sollten Produkte mit einem hohen Wassergehalt vor dem Verwenden 2 Tage ruhen, oder Sie geben Squalan dazu. Im sauren Bereich, also bei Verwendung von z.B. Aloe-vera-Wasser, verliert Tegomuls seine Emulgationskraft und Cremes gerinnen. In Mischung mit anderen Emulgatoren verliert sich diese Eigenschaft (z.B. halb Tegomuls/halb Lamecreme). Tegomuls schmilzt bei ca. 50 Grad C.

Fettende Haut
Mischhaut
Feuchtigkeitsarme Haut
(Feuchtigkeitscreme)

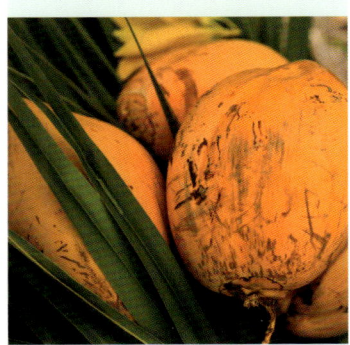

▬▬ Lamecreme (moderner pflanzlicher Lebensmittelemulgator)

ist ein pflanzliches Produkt gewonnen aus Palmöl, Palmkernöl, Sonnenblumenöl, Glycerin und Zitronensäure. Bei niedrigem

Trockene Haut
Reife Haut

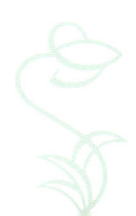

Wassergehalt ergibt Lamecreme eine Wasser-in-Öl- und bei einem Anteil von über 50% Wasser eine Öl-in-Wasser-Creme. Lamecreme macht reichhaltigere Cremes als Tegomuls und ist eher für trockene, reife Haut geeignet. In Mischung mit Tegomuls werden Cremes allerdings wieder leichter. Schmilzt bei ca. 60 Grad C.

Emulsan (moderner Lebensmittel-emulgator)

Empfindliche Haut
Trockene Haut
Reife Haut
bei Verwendung von Urea,
Sole etc.

ist ein pflanzlicher Emulgator und besonders geeignet für Cremes mit geringem Wassergehalt. Er verleiht ein weiches, glattes Hautgefühl, Cremes und Lotionen ziehen gut ein, sind aber gehaltvoller. Besonders für die Verarbeitung von Urea, Sole und anderen Ph-sauren Wirkstoffen geeignet. Produkte mit Emulsan dicken nach!

Lanolin (natürlicher Emulgator)

Trockene Haut

ist ein tierischer Emulgator aus den Talgdrüsen der Schafe. Lanolin wird für die Herstellung von Biocremes verwendet, da es eine hohe Emulgationskraft (besonders in Mischung mit Bienenwachs) hat. Lanolin erzeugt sehr reichhaltige Cremes, hat aber einen recht starken Eigengeruch.

Fluidlecithine (flüssig)

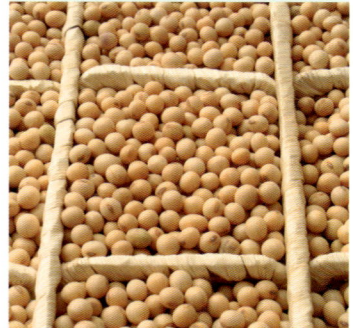

Diese Lecithine werden aus der Sojabohne gewonnen und unterscheiden sich in ihrer Verwendung.

Fluidlecithin CM

wird für die Herstellung puddingartiger Cremes im Kaltverfahren verwendet. Der Geruch ist intensiv und kaum zu überdecken.

Fluidlecithin BE

Der Emulgator für natürliche Badeöle. Auch hier ist der Geruch sehr stark und schwer zu überdecken. Durch seine dunkelbraune Farbe werden auch die Badeöle dunkel, in der Wanne entfaltet es seine herrlich emulgierenden Eigenschaften und verliert im Wasser den Eigengeruch!

Fluidlecithin super

Fast geruchlos ist es als Emulgator in Cremes beliebt. Die puddingartigen Cremes werden nach einigen Tagen noch fester.
Auch als »Notfallhilfe« bei sich trennenden Cremes wird es gerne eingesetzt.

Mulsifan (synthetischer Flüssigemulgator)

ist eine dickliche, synthetische, geruchlose klare Flüssigkeit, die vorwiegend für Badeöle oder Duschöle eingesetzt wird. Ölbäder mit Mulsifan können wunderbar mit Lebensmittelfarben eingefärbt werden. Schöner Effekt: leichte Schaumbildung im Badewasser! Bei kühler Lagerung wird Mulsifan fest und trüb, bitte nicht wundern!

Für alle Hauttypen

Speziell aber für die trockene Haut, weil reichhaltig und rückfettend

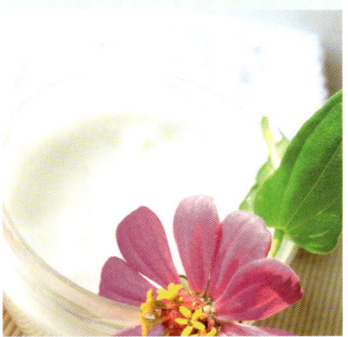

Normale Haut
Trockene Haut

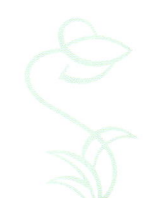

Die Konsistenzgeber

Konsistenzgeber bewirken nicht nur eine festere Konsistenz in Cremes oder Lotionen, sondern haben vor allem als feste Fette hautpflegende Eigenschaften.

Je mehr Konsistenzgeber verwendet werden, desto fester wird das Endprodukt. Die Konsistenzgeber können innerhalb des Rezepts natürlich nach Bedarf und Vorliebe ausgetauscht werden. Einzig zu beachten ist, dass Sheabutter immer nur in die Restwärme gegeben werden darf, da sie sonst bei hoher Temperatur grieselig wird.

Babassuöl

Fettende Haut
Mischhaut
Zu Entzündungen neigende Haut
Alle Hauttypen

Dieses feste Fett zieht sehr schnell ein. Es macht seidig weiche Haut, klebt nicht und ist speziell in Cremes oder Lotionen bei fetter Haut, Mischhaut und bei unreiner Haut mit Neigung zu Entzündungen zu verwenden. Es wird über 23 Grad C flüssig, besser kühl lagern!

Bienenwachs

Alle Hauttypen

Natürlichen Ursprungs. Gilt in der Kosmetik einerseits als Konsistenzgeber, andererseits auch als leichter Emulgator. Vorsicht ist bei Allergikern geboten, da Restbestände von Pollen und Spritzmittel enthalten sein können. Macht Cremes schön fest, zuviel kann aber ein Maskengefühl hervorrufen!

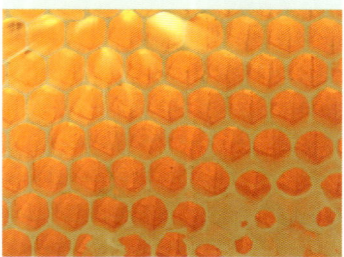

Cetylalkohol

wird in Plättchen angeboten und hat 4 wichtige Eigenschaften. Er macht die Creme fest, fördert das Einziehvermögen in die Haut, er gilt als Co-Emulgator, d.h. man kann Emulgator einsparen und darüber hinaus macht er die Haut auch schön weich! Ein tolles Stöffchen – muss man haben!

Alle Hauttypen

Kakaobutter

Herrlich nach Schokolade duftendes Fett der Kakaobohne. Sie ist empfindlich gegen hohe Temperaturen, daher eher in die Restwärme geben oder ganz sanft bei geringer Temperatur schmelzen. Macht geschmeidige Haut, hinterlässt allerdings einen glänzenden Film auf der Haut. Daher eher für die trockene Haut oder in Nachtcremes zu verwenden.

Trockene Haut oder in Nachtcremes

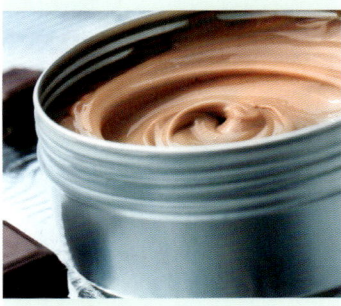

Kokosfett

In der Kosmetik wird häufig die bio-virgin Variante verwendet. Herrlicher Kokosduft, gutes Einziehvermögen und kühlende Eigenschaften machen Kokosfett zu einem beliebten Kosmetikum.

Alle Hauttypen

Lanolin

Siehe Emulgatoren.

Sheabutter

Alle Hauttypen

Auch als Karité oder Schibutter bekannt. Wird aus den nussartigen Früchten des Karitébaums gewonnen, ist leicht gelblich bis weiß und wird meist raffiniert angeboten (die unraffinierte Variante riecht meist sehr modrig). Sie bewahrt den Feuchtigkeitshaushalt der Haut, macht sie geschmeidig und sorgt für Elastizität des Gewebes. Ein gehaltvolles Anti-Aging-Fett! Verträgt Hitze nicht gut, daher immer in die Restwärme der Fettphase geben! (Siehe Schritt-für-Schritt-Anleitung)

Die Wirkstoffe

Ich verspreche Ihnen, dass Ihre Creme auch ohne Wirkstoffe schon wunderbar und aufgrund der ausgesuchten Rohstoffe hoch wirksam ist. Aber manchmal ist es sinnvoll, durch Zusatz von Wirkstoffen die Pflege noch zu verstärken.

Abgesehen davon macht es Spaß, in den Wirkstoffen zu schwelgen. Sollten Sie die im Rezept vorgesehenen Wirkstoffe nicht vorrätig haben, na – dann nehmen Sie nur das, was da ist, es wird trotzdem eine tolle Creme.

▬▬ Aloe vera 10-fach Konzentrat

Das helle Gel, das aus dem Fruchtfleisch gewonnen wird, wirkt entzündungshemmend, beruhigend und antibakteriell. Hilft bei kleineren Verbrennungen, Schnitten und ist bei unreiner, nervöser Haut sehr zu empfehlen (Notfallsalben). Aloe ist auch ein wahres Schönheitselixier, denn es bindet Feuchtigkeit in der Haut und beschleunigt die Bildung neuer Hautzellen. Hier handelt es sich um ein hochkonzentriertes Produkt, das tropfenweise verwendet wird.

Feuchtigkeitsarme Haut
Trockene Haut
Sensible Haut
Sonnenbrand
Akne

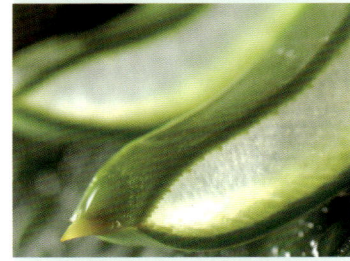

▬▬ D-Panthenol

ist ein Vitamin der B-Gruppe und bewirkt Feuchtigkeitsbindung in der Haut. Es dringt tief in die Hautschicht ein, regeneriert und unterstützt den Aufbau neuer Hautzellen. In Cremes, Lotionen, Duschgels und Shampoos spendet es Haut und Haar lang anhal-

Alle Hauttypen
Sensible Haut
Wundheilung
Zellregenerierung
Nagelpflege

tende Feuchtigkeit. D-Panthenol dient der Pflege von spröder Haut, lindert Hautreizungen und unterstützt die Wundheilung. Auch in der Nagelpflege zu verwenden.

Gurkenextrakt

Schon unsere Großmütter kannten die befeuchtende, klärende Wirkung der Gurke. Dieser Extrakt macht die Haut zart und weich, spendet und bindet Feuchtigkeit, wirkt gegen Hautunreinheiten, erfrischt herrlich und besänftigt die Haut. Auch als Gesichtswasser verdünnt mit destilliertem Wasser zu verwenden.

Fibrostimulin

Ein wunderbares pflanzliches »Anti-Falten-Mittel«.

Meristemextrakt

ist ein natürlicher, wasserlöslicher Wirkstoff aus dem Zellgewebe von Pflanzen (Wurzeln und Sprossen). Für Personen mit empfindlicher und geschädigter Haut besonders zu empfehlen, da die Widerstandskraft der Haut erhöht und die Unverträglichkeit von allergenen Stoffen herabgesetzt wird. Das macht diesen Extrakt speziell für Mallorca-Akne-Geplagte interessant, denn Meristem mindert (bzw. verhindert) die Bläschenbildung und den Juckreiz.

Alle Hauttypen
Feuchtigkeitsarme Haut
Trockene Haut

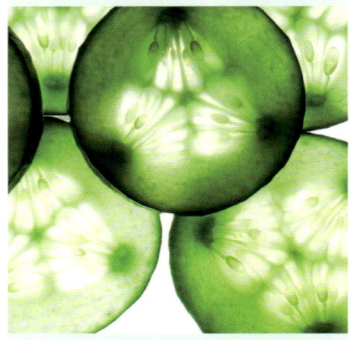

Empfindliche Haut
Zu Allergien neigende Haut

32

Sorbit

ist ein pulvriger Zuckeralkohol, dem feuchtigkeitsspendende, weich machende Wirkung nachgesagt wird. Verwenden Sie Sorbit in Cremes, Lotionen, bei der Haarpflege in Shampoos und in der dekorativen Kosmetik zur Farbintensivierung.

Alle Hauttypen
Trockene Haut
Reife Haut

Squalan

Squalan ist eine geruch- und farblose öllösliche Flüssigkeit und wird aus dem Olivenöl gewonnen. Durch seine weich machende Eigenschaft wird es bevorzugt in Körpercremes, Bodylotions, Badezusätzen, Hautölen und auch in der Lippenpflege eingesetzt. In der Haarpflege kann es als pflanzlicher Ersatz für Silikon verwendet werden. Squalan ist dem menschlichen Hautfett sehr ähnlich, macht samtige, weiche und gepflegte Haut. Mindert »Weißeln« in Bodylotions. Die Einsatzkonzentration ist bis zu 20%.

Alle Hauttypen
Reife Haut
Trockene Haut

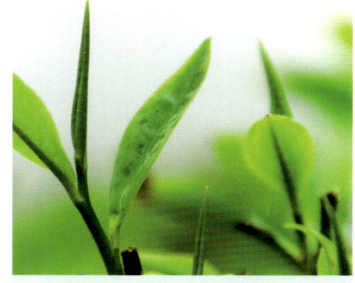

Teebaumfluid wasserlöslich

Hier wurde das öllösliche ätherische Teebaumöl mit Wasser und Lecithin unter höchster Geschwindigkeit zu kleinsten wasserlöslichen Kapseln umgewandelt. Es hilft, die Elastizität der Haut zu stärken, Hautunreinheiten abklingen zu lassen und reguliert den Talgfluss. Also, alle guten Eigenschaften, die dem Teebaumöl anhaften, aber ohne den oft störenden Eigengeruch des Teebaumöls!

Fettende Haut
Ölige Haut
Mischhaut
Akne
Spätakne

Urea

Feuchtigkeitsarme Haut
Akne
Neurodermitis

wird bei unreiner, trockener und auch stark verhornter Haut eingesetzt. Es speichert Feuchtigkeit und fördert den Talgfluss der Haut. Dieser Wirkstoff wird besonders bei der reifen Problemhaut (Spätakne) eingesetzt. Wirkt juckreizlindernd, hauterweichend und antibakteriell. Ist besonders in Kombination mit Glycerin wirksam. Nicht lange stabil, in Cremes zersetzt sich Urea nach ca. 3–4 Wochen wieder, was für die Selbstrührerin aber kein Problem darstellen sollte.

Vitamin-ACE-Fluid

Alle Hauttypen
Reife Haut
Trockene Haut

Dieses wasserlösliche Vitamin-Fluid wird in Gels oder Gesichtswässer eingearbeitet und vereint die guten Eigenschaften der einzelnen Vitamine. ACE-Fluid regeneriert die Haut, glättet, durchfeuchtet, beugt Faltenbildung vor und schützt vor freien Radikalen.

Verwenden Sie in Cremes oder Lotionen aber die öllöslichen Vitamine A und Vitamin E pur (siehe unten)!

Vitamin-A-Pamitat (Retinol)

Alle Hauttypen
Reife Haut
Feuchtigkeitsarme Haut
Akne
Sonnenschutz

Dieses klare gelbliche Öl wird nur tropfenweise in die Creme oder Lotion eingerührt. Studien haben ergeben, dass es die Zellteilung anregt, die Kollagenbildung reguliert, die Oberhaut leicht verdickt (Antifalten-

Wirkstoff), die Haut feucht erhält und vor »freien Radikalen« schützt.

Bei unreiner Haut bewirkt es ein rascheres Abklingen von Pickeln und unterstützt den Heilungsprozess bei Akne.

Im Kühlschrank aufbewahren!

Vitamin E (Tocopherol)

steigert das Feuchthaltevermögen der Haut. Es wirkt wundheilend, entzündungshemmend, glättend und vermindert Zellschädigungen durch zu starke Sonneneinstrahlung. In Kombination mit Vitamin C wirkt es wunderbar gegen Altersflecken! Im Kühlschrank aufbewahren!

Alle Hauttypen
Reife Haut
Trockene Haut
Entzündliche Haut
Sonnenschutz

Vitamin C

Vitamin C, die Ascorbinsäure, ist ein wasserlösliches Vitamin, wirkt regenerierend und heilend auf die Bindegewebsstruktur. Es wirkt bei Entzündungen, Akne und in Kombination mit Vitamin E auch gegen Altersflecken. Vitamin C ist nicht sehr stabil, daher sollten Sie nur kleine Mengen Creme damit herstellen. Kühl und dunkel aufbewahren!

Alle Hauttypen
Akne
Fettende Haut
Mischhaut

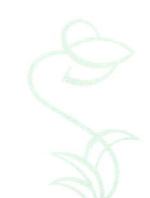

Die Gelbildner

Viele kosmetische Texturen fühlen sich angenehm »feucht« an. Dieses Gefühl entsteht unter anderem durch die Beigabe von Gelbildnern, die filmbildend, feuchtigkeitsspendend und auf Lotionen stabilisierend wirken.

Probieren Sie einmal z. B. Rosenwasser mithilfe eines Gelbildners leicht einzudicken, ein wenig konservieren und schon haben Sie ein tolles Feuchtigkeitsgel.

▬▬ Guarkernmehl

Alle Hauttypen

ist ein helles Pulver, das aus einer tropischen Pflanze gewonnen wird. Mit Wasser vermengt ergibt es ein stabiles Gel, mit dem kleinen Nachteil, dass im Nachhinein verdünnt, aber nicht nachgedickt werden kann. Es wird zur Herstellung von Gels (Augengel, Feuchtigkeitsgel, Sonnengel) und für die Verdickung von Bodylotions verwendet. Auch zum Eindicken von Shampoos kann es zum Einsatz kommen. Es braucht allerdings ein paar Stunden, um vollkommen auszuquellen!

▬▬ Xanthan

Alle Hauttypen

Natürlicher Gelbildner für die Herstellung von Gels und zur Verdickung von Lotionen. Dieser Gelbildner kann, wenn zu dünn geraten, nachdosiert werden. Wirkt etwas »schleimig« in der Textur, das kann aber durch Mischen mit Guarkernmehl gemindert werden. Soll Ihr Gel alkoholische Stoffe enthalten, wie z.B. Extrakte, die in Alkohol gelöst sind, dann sollte Xanthan verwendet werden.

▬▬ Ceralan – Ölgelbildner

ist ein leicht verändertes Bienenwachs. Damit kann man problemlos Ölgele zum Einreiben oder Abschminken herstellen. Man findet es auch in Sunblocker-Ölgels, in Pigmentpasten und in Lipgloss, um Pigmente in Schwebe zu halten!

Alle Hauttypen
Trockene Haut
Reife Haut

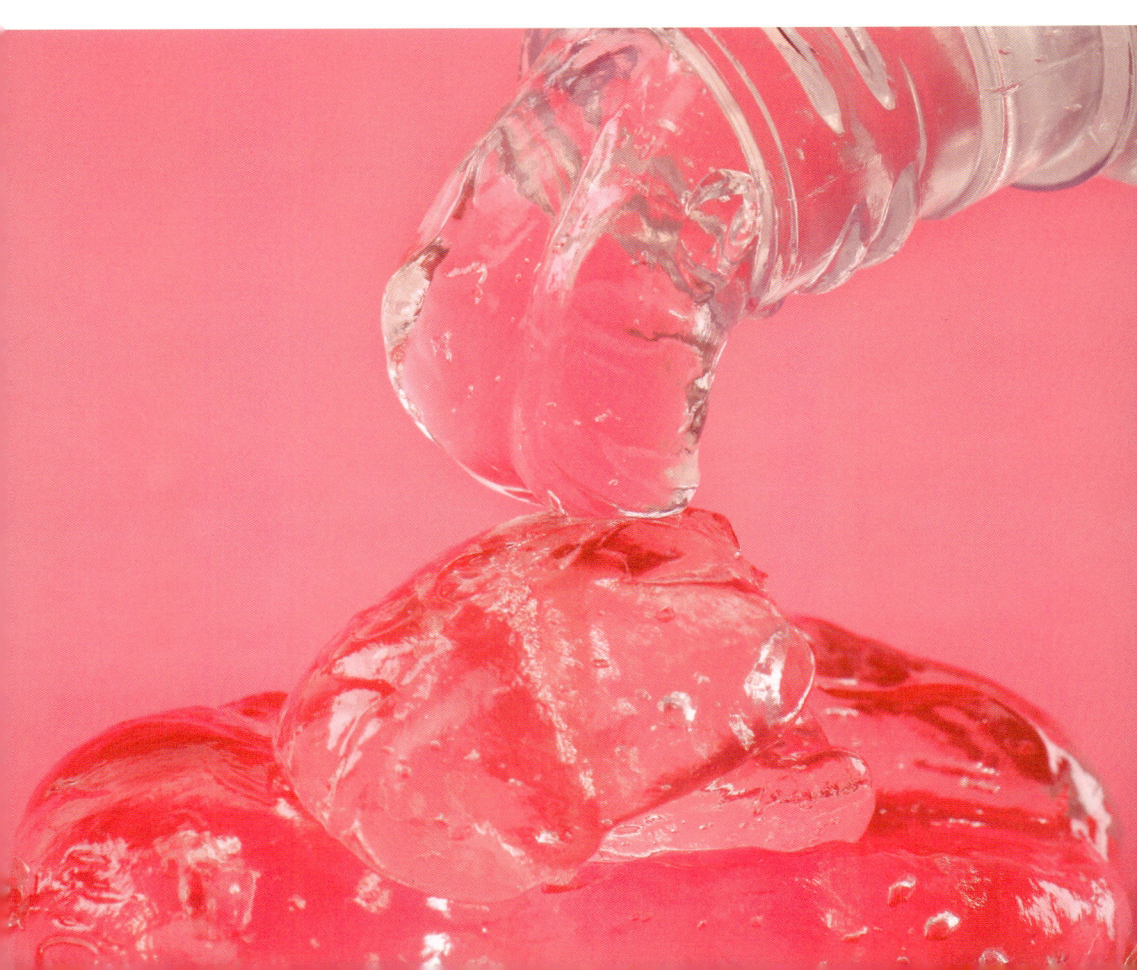

Konservierung und Hygiene

Selbst gemachte Kosmetik sollte als »Frische-Kosmetik« gesehen werden. Ähnlich einer guten gekochten Mahlzeit, die Sie ja auch so frisch und gesund wie möglich auf den Tisch bringen wollen. Gerade beim Selberrühren haben Sie die Möglichkeit, kleine Mengen herzustellen, die unter Einhaltung von einigen Maßnahmen bis zu 10–14 Tagen frisch und gesund bleiben – auch ohne Konservierung. Trotzdem empfehle ich dringend zu konservieren, Sie wollen ja möglichst lange etwas von Ihrer tollen Creme haben!

Bei Produkten ohne Flüssigkeiten benötigen Sie meist keine Konservierung, außer es ist im Rezept extra angegeben!

Die Maßnahmen:

- frische Rohstoffe verwenden (auf Haltbarkeitsdatum achten)
- sauber arbeiten (siehe Hygiene und Vorbereitung)
- gut mit Alkohol reinigen
- Cremes mit Spatel entnehmen oder Pumpspender verwenden
- kühl & trocken lagern (im Kühlschrank im Butterfach)

Unsere Cremes lassen sich wunderbar einfrieren, der einzige Nachteil ist, dass Wasser und Öl unterschiedliche Auftaugeschwindigkeiten haben und dadurch die Optik leiden kann – kurz durchrühren und meist ist dieses Thema dann wieder erledigt.

Wenn Sie Ihre Produkte aber weiterschenken wollen, dann sollten Sie doch zu Konservierungsmitteln greifen, denn Sie wissen nicht, wie Ihre Freundin Susi damit umgeht. Sie lässt das Tiegelchen vielleicht an einem warmen Ort stehen, fährt mit den Fingern hinein und vergisst, den Deckel zu schließen etc.

Am Anfang – in meiner Euphorie – ist mir das einmal passiert. Einer Freundin habe ich stolz ein Tiegelchen mit auf ihren Hauttyp abgestimmter Creme geschenkt, natürlich unkonserviert, sie sollte ja ganz frisch sein. Erwartungsvoll rief ich sie nach 10 Tagen an. »Hey, wie ist denn meine Creme?« »Super, aber nach 7 Tagen war sie hin.« Diese Freundin habe ich nie wieder zu selbst gemachter Kosmetik bekehren können.

Sie haben 2 Konservierungsmöglichkeiten:

- natürliche Konservierer
- synthetische Konservierer

Kosmetisches Basiswasser (natürlich)

Hier handelt es sich um 96%igen vergällten Alkohol, dem D-Panthenol und ein fast nicht wahrnehmbarer Duft zugesetzt wurde. Als vergällter Alkohol ist er nicht trinkbar, aber sehr gut zum Konservieren von Produkten als auch zum Reinigen und zur Desinfektion zu verwenden. Errechnen Sie 5% der verwendeten Wassermenge und geben Sie diese Menge kosmetisches Basiswasser in die fertige Creme.

Alle Hauttypen, sofern nicht mehr als 5% verwendet wird.

Fettende Haut

Benzoe Siam (äth. Öl) (natürlich)

Diesem angenehm nach Vanille duftenden Harz wird eine natürliche Konservierung nachgesagt. 2 Tropfen pro 10 g vom fertigen Produkt. Eigenen Beobachtungen zufolge hält eine Creme mit Benzoe nicht länger als 10–14 Tage.

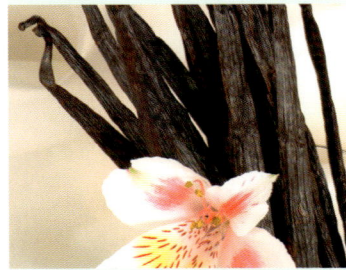

Kann in seltenen Fällen Unverträglichkeit hervorrufen

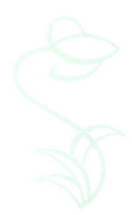

Heliozimt (synthetisch)

Kann in seltenen Fällen Unverträglichkeit hervorrufen

Dieser Konservierungsstoff wird synthetisch hergestellt und dämmt das Bakterienwachstum. Er duftet stark nach Blüten, Zimt, Vanille. 1–2 Tropfen auf 10 g Creme genügen zur Konservierung für ca. 8 Wochen. Der Geruch von Heliozimt ist dominant, sodass er sich nicht mit üblichen Duftstoffen überdecken lässt.

Weingeist (natürlich)

Fettende Haut

Alle Hauttypen, sofern nicht mehr als 5% verwendet wird

ist ein bis zu 96%iger Alkohol. Dies ist sicher die natürlichste Variante, aber auch teurer als zum Beispiel kosmetisches Basiswasser. Errechnen Sie 5% der verwendeten Wassermenge und geben Sie diese Menge an Weingeist in die fertige Creme.

Paraben K (synthetisch)

Alle Hauttypen

Kann in seltenen Fällen Unverträglichkeiten hervorrufen

ist eine Mischung aus Methylparaben, Propylparaben, Farnesol und Benzylalkohol. Es wirkt pilzhemmend und bakterienmindernd und ist aus der großen Gruppe der Parabene das schwächste. Zur Konservierung benötigt man 1–2 Tropfen dieser klaren, fast geruchlosen Flüssigkeit auf 10 g vom fertigen Produkt. Die Haltbarkeit liegt dann zwischen 6–9 Monaten.

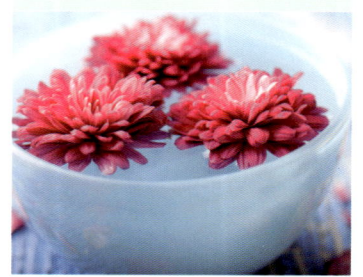

Die Düfte

Als Heilpraktikerin bin ich eine Verfechterin der natürlichen ätherischen Öle, aber: Ätherische Öle sind hochwirksame, konzentrierte Pflanzenessenzen, die nicht nur gut riechen, sondern auch sehr intensiv wirken können. Ätherische Öle gehören in geschulte Hand, denn z.B. ist das wunderbar duftende Zimtöl hoch toxisch, d.h. bei empfindlichen Personen kann es auf der Haut zu einer Art Verbrennungserscheinung kommen. Bestimmte Sorten des Thymianöls werden zur Bekämpfung von Nagelpilz verwendet. Sie merken schon, so einfach geht es leider nicht mit der Verwendung von ätherischen Ölen! Daher bitte nur dann verwenden, wenn Sie sich wirklich damit auskennen!

Die wenigen Öle, die Sie relativ unbesorgt verwenden können, sind: ätherisches Lavendelöl, Sandelholzöl, echte Rose und evtl. Teebaumöl.

Ich verwende in meinen Kursen immer nur kosmetische Parfumöle. Das sind synthetische Duftnoten, die aber ein relativ geringes Unverträglichkeits-Risiko haben (Unverträglichkeiten lassen sich aber nie ausschließen!), lange duften und sogar mit den Schleimhäuten in Verbindung kommen können. Bitte erkundigen Sie sich immer genau bei Ihrem Händler, welchem Anwendungsbereich Ihr Duft angehört. Man unterscheidet folgende Anwendungsbereiche:

A oder 1:
für Feinkosmetik, also für Cremes, Lotionen, Seifen, Badeöle

B oder 2:
für Feinkosmetik außer Augenpflegeprodukte und Schleimhäute

C oder 3:
für schnell abwaschbare Produkte spez. Seifen und Shampoos

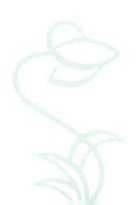

Es gibt wundervolle Duftkompositionen, die mit ätherischen Ölen nur sehr schwer zu erzielen sind: »Green Tea« z.B. riecht nach einem bekannten Parfum oder »Vahine« riecht wunderbar warm pudrig und typisch cremeartig. Schnuppern Sie sich mal durch. Einige Händler haben auch kleinste Duftproben im Sortiment!

Sollten Sie sich aber mit ätherischen Ölen gut auskennen, sind sie eine wundervolle Ergänzung der Wirkstoffe! Probieren Sie die Creme aber unbedingt an einer unsichtbaren Hautstelle 4–5 Stunden lang aus, bevor Sie sie für die Gesichtspflege verwenden.

So, nun sind wir mit den wichtigsten Rohstoffen durch!

Sie fühlen sich ein wenig überfordert und verwirrt bei so vielen Rohstoffen? Keine Sorge, erstens müssen Sie sie nicht auswendig können, und zweitens finden Sie im Rezeptteil ja detailliert alles vorgegeben, was aber nicht heißt, dass Sie Rohstoffe nicht austauschen können, wenn Sie es möchten!

Eine Tabelle am Ende dieses Buches hilft Ihnen außerdem, den richtigen Rohstoff für Ihren Hauttyp zu finden, wenn Sie ein Rezept einmal selber kreieren wollen!

Rezepte lesen und verstehen

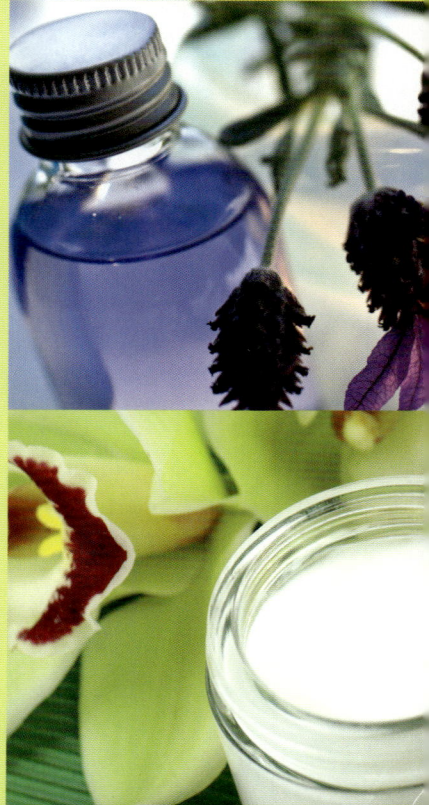

Unsere Rezepte bestehen immer aus einer

■ Fettphase

Darunter versteht man Öle, Wachse, Konsistenzgeber und Emulgatoren, die zusammen abgewogen und erwärmt werden! Es ist Absicht, dass die Öle in Gramm angegeben sind, so benötigen Sie nur die Waage und nicht zusätzlich noch einen Messbecher!

■ Wasserphase

Hier werden die Flüssigkeiten und Wirkstoffe, die erwärmt werden müssen, z.B. Urea, Gelbildner, Sorbit, Honig zusammengefasst und ebenso abgewogen. Wie Sie sehen, verwenden wir hier ebenfalls Gramm-Angaben.

■ Wirkstoffphase

Wie der Name schon sagt, fallen darunter alle Wirkstoffe, Extrakte, auch ätherische Öle und Parfumöle.

Zur besseren Übersicht wurde in den Rezepten die Konservierung auch noch extra hervorgehoben, sie ist aber keine eigene Phase!

Wichtig für Sie zu wissen ist, dass

Fettphase und Wasserphase auf zirka 60–70 Grad C erwärmt werden müssen.

Mit unserer Methode benötigen Sie auch als Anfänger kein Thermometer, wenn Sie aber unsicher sind, dann legen Sie sich ruhig eines zu! Sie werden schnell merken, dass Sie es bald nicht mehr brauchen.
Nachdem Sie die erwärmte Flüssigkeit in das Öl gegossen haben, wird losgemixt. Es entsteht innerhalb kurzer Zeit eine weiße, am Anfang noch dünnflüssige Lotion, die mit der Zeit und je kühler sie wird, auch immer dicker wird und die gewünschte Konsistenz erreicht. Ein wenig leichter

können wir es uns machen, indem wir nach ca. 2 Minuten Rühren das Rührglas in eine Schüssel mit kaltem Wasser stellen, also ins kalte Wasserbad, und weiterrühren, bis die Creme handwarm ist.

In die nun lauwarme Creme geben wir jetzt nach und nach die Wirkstoffe laut Angaben hinzu. Beduften, eventuell konservieren, in ein hübsches Tiegelchen geben und fertig ist Ihre Creme!

Das war jetzt zu kompliziert? Keine Sorge, unsere Schritt-für-Schritt-Anleitung auf Seite 48 führt Sie sicher ans »Rührziel«.

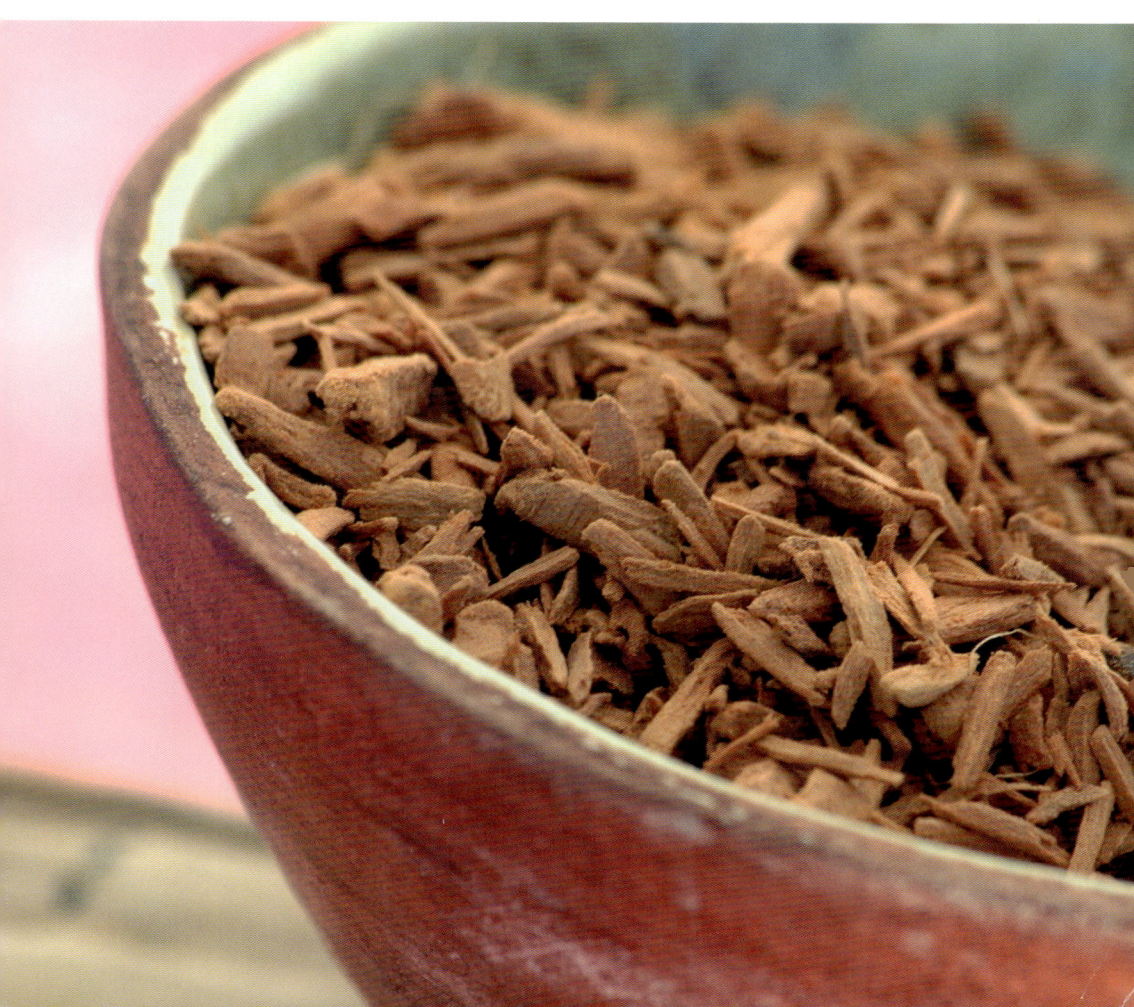

Die erste Creme

Genug der Theorie, machen wir jetzt im wahrsten Sinne des Wortes etwas Handfestes – nämlich eine Handcreme.

Ich beginne in meinen Kursen gerne damit, weil sich nicht jeder sofort zutraut, eine Gesichtscreme zu rühren. »Erst mal schauen, ob's überhaupt klappt!« höre ich dann oft. Na, dann wollen wir mal Schritt für Schritt mit Bildern zeigen, wie es gemacht wird!

Bevor wir jetzt wirklich anfangen, noch einige Erklärungen für die diversen Abkürzungen:

EL	Esslöffel
g	Gramm
Msp.	Messerspitze, meist auch in Gramm angegeben!
TL	Teelöffel
Tr.	Tropfen

In diesem Rezept zeigen wir Ihnen den Rührvorgang mit einem Handmixer. In unseren Kursen verwenden wir allerdings, weil sie leiser und kabellos sind, kleine kabellose Mixgeräte.

Sollten Sie so ein Mixerchen mal sehen, kaufen Sie es sofort. Sie sind damit von Steckdosen unabhängig und haben nicht den Lärm eines großen Handmixers.

Was ist nun, wagen wir gemeinsam den ersten Schritt? Keine Angst, ich bin ja bei Ihnen!

Handcreme

1 Fettphase

- 3 g Lamecreme
- 1 g Cetylalkohol
- 6 g Sheabutter
- 10 g Hanföl

2 Wasserphase

- 25 g Aloe-vera-Wasser oder destilliertes Wasser

3 Wirkstoffphase

- 10 Tr. D-Panthenol
- 10 Tr. Aloe vera 10-fach
- 5 Tr. äth. Zitronenöl

4 Konservierung

- 6 Tr. Paraben K oder
- 1,5 g Alkohol

■ Alle Zutaten der Fettphase, die trockenen zuerst, werden in ein feuerfestes Becherglas oder in ein Schraubglas abgewogen. Dann in das heiße Wasserbad oder direkt auf den Herd gestellt. Sobald es geschmolzen ist zur Seite stellen.

■ Separat die Flüssigkeit erwärmen, beide Schraubdosen oder Bechergläser nun vom Herd nehmen.

■ Das erwärmte Wasser in die warme Fettphase gießen. Mit dem Mixer kräftig schlagen, bis eine weiße sahnige Creme entsteht (evtl. kaltes Wasserbad).

■ Nun die Wirkstoffe einzeln in die lauwarme Creme rühren (entweder mit dem Mixer oder mit dem Spatel), mit dem Zitronenöl beduften und die Konservierung einrühren.

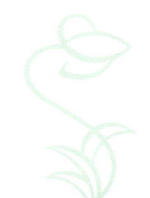

Schritt-für-Schritt-Anleitung

■ Zuerst richten Sie alle Gerätschaften und Rohstoffe her. Stecken Sie den Mixer an, legen Sie Küchenpapier aus, um Spatel oder Holzstäbchen abzulegen. Die Geräte und Bechergläser mit kosmetischem Basiswasser gut abreiben. Wenn Sie mit der Schraubdosenmethode arbeiten, dann sollten Sie jetzt schon zwei kleine Töpfchen mit Wasser aufsetzen und heiß werden lassen. Die Produkte, die wir verwenden werden, stehen auch schon parat? Ja? Dann kann's jetzt wirklich losgehen:

■ Wiegen Sie nun alles, was unter dem Begriff Fettphase steht, einzeln ab. Wiegen Sie immer zuerst die festen trockenen Stoffe ab, denn sollten Sie sich mal irren, dann ist es leichter, die trockenen Stoffe aus dem Becherglas wieder herauszubekommen als wenn sie bereits im Öl schwimmen.

■ Wenn alle Rohstoffe im Glas sind, stellen Sie das Becherglas auf den Herd oder das Schraubglas in das heiße Wasserbad. Lassen Sie jetzt alles klar aufschmelzen, d.h. so lange erwärmen, bis alle Wachskügelchen geschmolzen sind. Achten Sie aber bitte darauf, dass es nicht zu heiß wird. Viele Öle verlieren dann ihre Wirkung. Wenn Sie ganz sichergehen wollen, verwenden Sie ein Thermometer.

■ Wiegen Sie nun in das nächste Becher- oder Schraubglas alle Produkte, die unter dem Wort Wasserphase stehen, ab. Wie wissen Sie, ob es nun ca. 60–70 Grad C hat? Bei den Bechergläsern bilden sich unten am Boden sichtbar kleinste Bläschen oder es raucht sanft heraus – dann hat es ca. 65 Grad C. Bei den Schraubgläsern im Wasserbad können sie es nur schätzen. Stellen Sie nun das Becherglas zur Seite.

■ Nun sind beide Phasen geschmolzen und ca. 60–70 Grad C warm. Jetzt gießen Sie die Wasserphase langsam in das Glas mit der Fettphase.

Rühren Sie dabei ständig mit dem Mixer um. Innerhalb weniger Sekunden schon wird die Flüssigkeit blickdicht. Rühren Sie weiter und Sie werden bemerken, dass die Creme allmählich dicker wird.

- Um die Creme schließlich lauwarm zu bekommen, behelfen wir uns mit einem kalten Wasserbad, in das wir das Becherglas stellen, während wir weiterrühren.

- In die handwarme Creme kommen nun die Wirkstoffe – bitte immer einzeln und jeden Wirkstoff erstmal unterrühren, bevor Sie den nächsten dazugeben! Jetzt nur noch Duft und Konservierung dazu!

- Füllen Sie die nun fertige Creme in ein hübsches Tiegelchen, beschriften es und stellen es zum kompletten Auskühlen zugedeckt beiseite!

- Entnehmen Sie die Creme mit einem kleinen Spatel, dann haben Sie lange Freude daran.

War doch gar nicht so schwer, und Sie sind somit aufgenommen in den großen Kreis der Selbstrührer/innen!

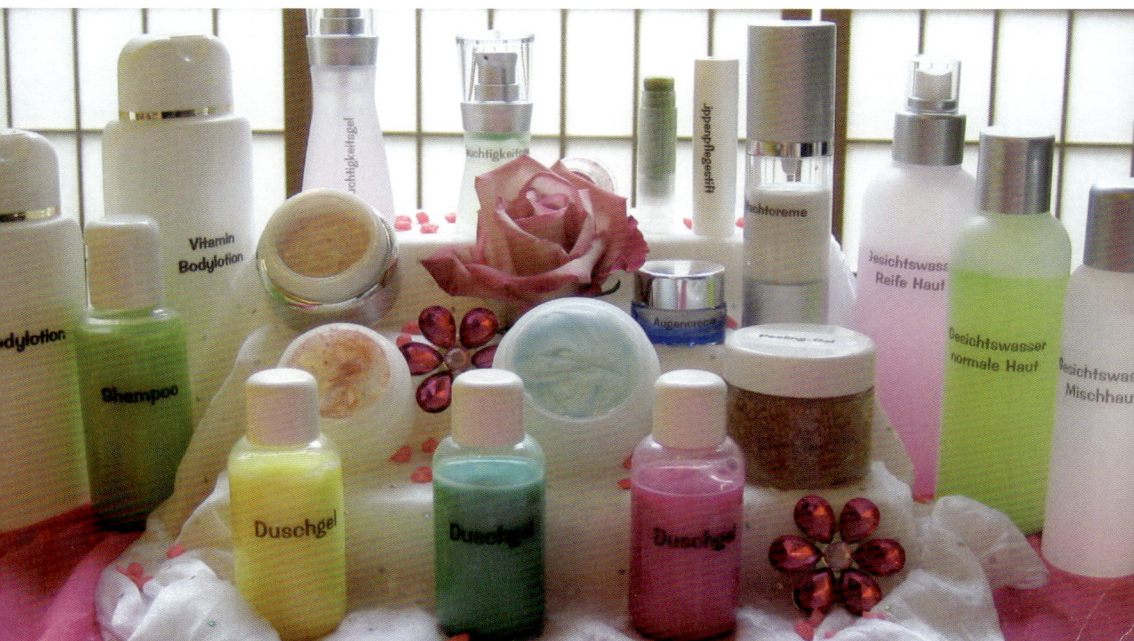

Die kommenden Rezepte stelle ich ganz bewusst nicht nach Hauttypen im Set zusammen (also die Creme, Reinigungsmilch, Waschcreme, Bodylotion etc. für die trockene Haut), sondern immer nach Produktgruppen. So können Sie – besonders bei Mischtypen – gleich sehen, was bei den anderen Hautbildern an Ölen, Emulgatoren und Wirkstoffen verwendet wird. Wenn Sie möchten, können Sie Rohstoffe bei Bedarf schnell austauschen oder ergänzen.

Bitte vergessen Sie nicht, das Fett- und Wasserphase ca. 60–70 Grad C haben sollen!

Wenn Sie nicht alle Wirkstoffe daheim haben, lassen Sie sie ruhig weg! Wie schon gesagt, Ihre selbst gemachten Produkte sind auch ohne zusätzliche Wirkstoffe wunderbar und hochwirksam. Aber es macht einfach Spaß, mit den Wirkstoffen ein wenig zu experimentieren.

Beginnen wir nun damit, eine wunderbare, auf Ihren Hauttyp abgestimmte Pflegeserie herzustellen: Also, an die Arbeit, vorher Hände gründlich reinigen und auch die Gerätschaften!

Rezepte

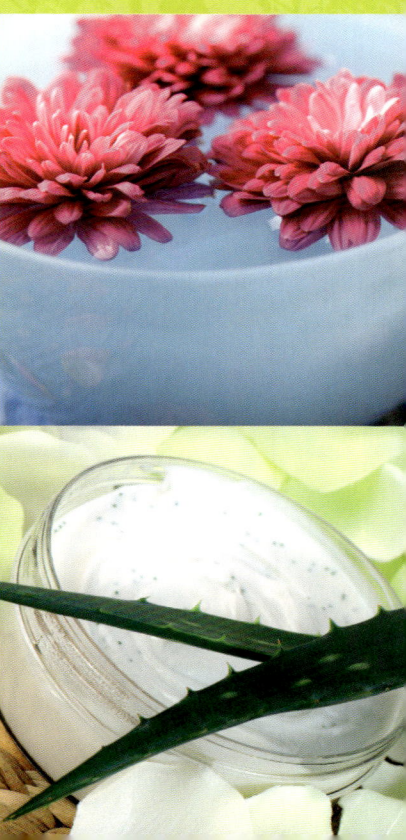

Reinigungsprodukte

Waschcremes

Wenn Sie nicht so gerne Seife verwenden, haben Sie mit der Waschcreme eine tolle Alternative. Waschcremes sind wunderbar mild, wasserlöslich und lösen Umweltschmutz von der Haut und auch festsitzendes Make-up. Nach dem Abwaschen bleibt ein hauchdünner Film auf der Haut zurück, der herrlich pflegt.

Wenn Sie nun Peeling-Granulate (z.B. Jojobagranulat, Mandel-Olivensteingranulat oder auch gereinigten Seesand) in Ihre Waschcreme unterrühren, dann haben Sie eine wunderschöne Peeling-Waschcreme.

Waschcreme für alle Hauttypen	
Fettphase 1 5 g Lamecreme 1 g Cethylalkohol 15 g Erdnussöl	**Wasserphase** 2 30 g destilliertes Wasser 1 Msp. Urea
Wirkstoffphase 3 3 Tr. Parfumöl	**Konservierung** 4 4 Tr. Paraben K oder 2 g Weingeist oder kosmetisches Basiswasser

■■ Alle Rohstoffe der Fettphase erwärmen (im Becherglas oder im Schraubglas im Wasserbad) und schmelzen.

■ Im anderen Becher- oder Schraubglas die Rohstoffe der Wasserphase erwärmen und unter ständigem Rühren in die warme Fettphase geben und ca. 1 Minute kräftig mixen.

■ Danach in ein kaltes Wasserbad stellen und weiterrühren. Nach und nach die Parfumöle und die Konservierung dazugeben und mit dem Spatel unterrühren.

Waschcreme für alle Hauttypen mit Betain

Fettphase	Wasserphase
5 g Lamecreme	30 g destilliertes Wasser
1 g Cethylalkohol	
15 g Erdnussöl oder Distelöl	
Wirkstoffphase	**Konservierung**
10 g Betain	4 Tr. Paraben K oder
3 Tr. Parfumöl	2 g Weingeist oder
	kosmetisches Basiswasser

Diese Waschcreme löst mithilfe des Seifentensids Betain selbst festsitzendes Make-up.

■ Alle Rohstoffe der Fettphase erwärmen (im Becherglas oder im Schraubglas im Wasserbad) und schmelzen.

■ Im anderen Becher- oder Schraubglas die Rohstoffe der Wasserphase erwärmen und unter ständigem Rühren in die warme Fettphase geben und ca. 1 Minute kräftig mixen.

■ Danach in ein kaltes Wasserbad stellen und weiterrühren. In die lauwarme Creme nun das Betain mit einem Spatel unterrühren, dann die Parfumöle und die Konservierung dazugeben.

Peeling-Gel (fettfrei) für die fettende und Mischhaut

Fettphase	Wasserphase 1
	30 g Hamameliswasser
	1 Msp. Guarkernmehl (= 0,4 g)

Wirkstoffphase 2	Konservierung 3
10 Tr. Teebaumölfluid	4 Tr. Paraben K oder
2 TL Jojobagranulat oder	2 g Weingeist oder
anderes Granulat	kosmetisches Basiswasser
evtl. 3 Tr. Parfumöl	

Dieses Peeling macht babyzarte Haut, ohne zu ritzen. Am besten, Sie verwenden Jojoba-grains – das sind feinste Jojobawachsperlen – für dieses Rezept.

■■■ Gels herzustellen ist so einfach, wenn man schnell ist und sofort los-rührt. Also, Hamameliswasser abwiegen, das Guarkernmehl dazu und so-fort rühren. Nach ca. 30 Sekunden sollte das Gel klumpenfrei sein.
■■■ Geben Sie nun das Granulat (hier eignet sich wirklich Jojobagranulat am besten), das Teebaumölfluid und das Parfumöl dazu.
■■■ Konservieren und in ein hübsches Tiegelchen abfüllen. Das Gel dickt in den nächsten Stunden noch an.

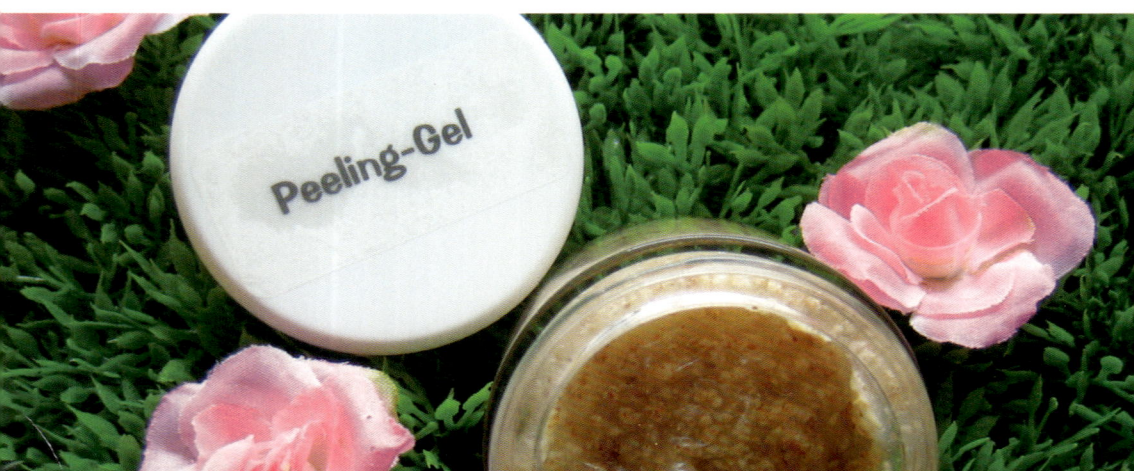

Gesichtsmilch, Reinigungsmilch

Mit einer Gesichtsmilch haben Sie eigentlich ein 2-in-1-Produkt. Einerseits eine gründliche Reinigung und nach dem Abspülen oder dem Abnehmen mit einem Tüchlein bleibt ein hauchzarter Pflegefilm zurück.

Gesichtsmilch für trockene Haut

Fettphase 1

3 g Emulsan
2 g Lamecreme
1 Msp. Guarkernmehl oder Xanthan
(= 0,3 g)
20 g Avocadoöl

Wasserphase 2

70 g Aloe-vera-Wasser
1 Msp. Urea

Wirkstoffphase 3

10 Tr. D-Panthenol
10 Tr. Aloe vera 10-fach
7–10 Tr. Parfumöl

Konservierung 4

10 Tr. Paraben K oder
2 g Weingeist oder
kosmetisches Basiswasser

▬ Alle Rohstoffe der Fettphase erwärmen (im Becherglas oder im Schraubglas im Wasserbad) und schmelzen.

▬ Im anderen Becher- oder Schraubglas die Rohstoffe der Wasserphase erwärmen und unter ständigem Rühren in die warme Fettphase geben und ca. 1 Minute kräftig mixen.

▬ Danach so warm wie möglich in die Lotionflasche gießen und in ein kaltes Wasserbad stellen, so wird sie rasch kühl.

▬ In die abgekühlte Lotion nun nach und nach die Wirkstoffe, die Parfumöle und die Konservierung geben und kräftig durchschütteln.

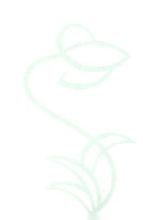

Gesichtsmilch für die fettende oder Mischhaut

1 Fettphase

3 g Tegomuls

1 g Cethylalkohol
1 Msp. Guarkernmehl oder Xanthan
(= 0,3 g)
15 g Distelöl

2 Wasserphase

70 g Hamameliswasser
1 Msp. Urea

3 Wirkstoffphase

15 Tr. Teebaumölfluid
10 Tr. Aloe vera 10-fach
4 Tr. äth. Lavendelöl – beruhigt, heilt
8 Tr. äth. Sandelholzöl –
beruhigt, heilt

4 Konservierung

10 Tr. Paraben K oder
2 g Weingeist oder
kosmetisches Basiswasser

▬ Alle Rohstoffe der Fettphase erwärmen (im Becherglas oder im Schraubglas im Wasserbad) und schmelzen.

▬ Im anderen Becher- oder Schraubglas die Rohstoffe der Wasserphase erwärmen und unter ständigem Rühren in die warme Fettphase geben und ca. 1 Minute kräftig mixen.

▬ Danach so warm wie möglich in die Lotionflasche gießen und in ein kaltes Wasserbad stellen.

▬ In die handwarme Lotion nun nach und nach die Wirkstoffe, die Parfumöle und die Konservierung geben und kräftig durchschütteln.

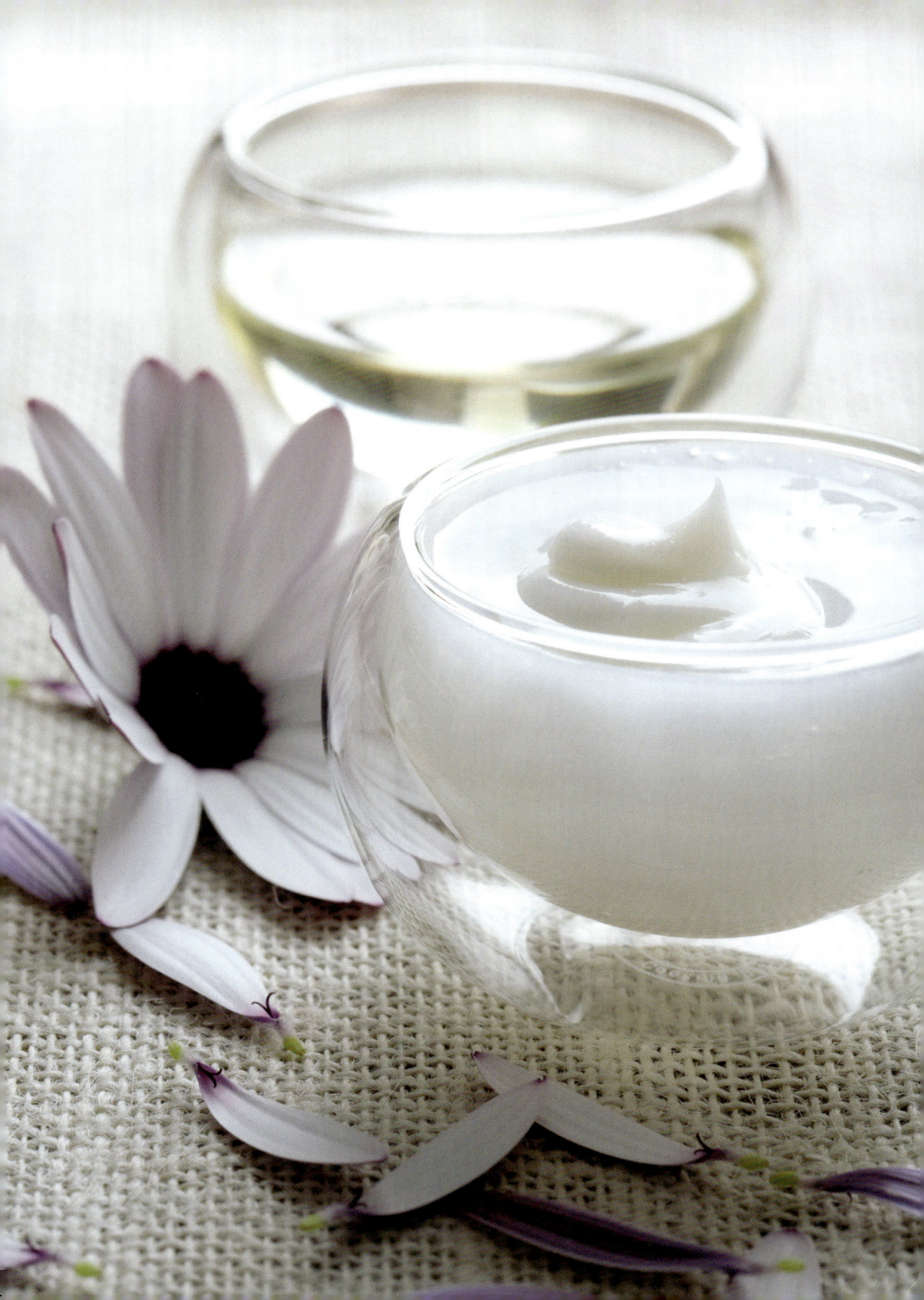

Gesichtsmilch für reife Haut

Fettphase 1

3 g Emulsan
2 g Lamecreme
1 Msp. Guarkernmehl oder Xanthan
(= 0,3 g)
10 g Macadamianussöl
10 g Traubenkernöl

Wasserphase 2

35 g Aloe-vera-Wasser
35 g Neroliwasser
1 Msp. Urea

Wirkstoffphase 3

10 Tr. D-Panthenol
10 Tr. Aloe vera 10-fach
10 Tr. Squalan
7–10 Tr. Parfumöl

Konservierung 4

10 Tr. Paraben K oder
2 g Weingeist oder
kosmetisches Basiswasser

■ Alle Rohstoffe der Fettphase erwärmen (im Becherglas oder im Schraubglas im Wasserbad) und schmelzen.

■ Im anderen Becher- oder Schraubglas die Rohstoffe der Wasserphase erwärmen und unter ständigem Rühren in die warme Fettphase geben und ca. 1 Minute kräftig mixen.

■ Danach so warm wie möglich in die Lotionflasche gießen und in ein kaltes Wasserbad stellen.

■ In die handwarme Lotion nun nach und nach die Wirkstoffe, die Parfumöle und die Konservierung geben und kräftig durchschütteln.

Gesichtsmilch für normale und junge Haut

Fettphase 1

    2 g Lamecreme
    2 g Tegomuls
    1 Msp. Guarkernmehl oder Xanthan
    (= 0,3 g)
    20 g Mandelöl

Wasserphase 2

    70 g Neroliwasser
    1 Msp. Sorbit

Wirkstoffphase 3

    10 Tr. D-Panthenol
    10 Tr. Aloe vera 10-fach
    5 Tr. Teebaumölfluid
    7–10 Tr. Parfumöl

Konservierung 4

    10 Tr. Paraben K oder
    2 g Weingeist oder
    kosmetisches Basiswasser

■ Alle Rohstoffe der Fettphase erwärmen (im Becherglas oder im Schraubglas im Wasserbad) und schmelzen.

■ Im anderen Becher- oder Schraubglas die Rohstoffe der Wasserphase erwärmen und unter ständigem Rühren in die warme Fettphase geben und ca. 1 Minute kräftig mixen.

■ Danach so warm wie möglich in die Lotionflasche gießen und in ein kaltes Wasserbad stellen, so wird sie rasch kühl.

■ In die abgekühlte Lotion nun nach und nach die Wirkstoffe, die Parfumöle und die Konservierung geben und kräftig durchschütteln.

TIPP

Sollten Sie mal keine Bodylotion haben, können Sie jederzeit auf Ihre Reinigungsmilch zurückgreifen. Von den Rezepturen her sind sie einander ähnlich. Ebenso können Sie zum Abschminken auch Ihre Bodylotion verwenden – so vielfältig kann selbst gemachte Kosmetik sein.

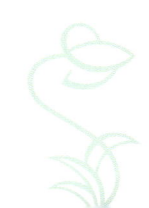

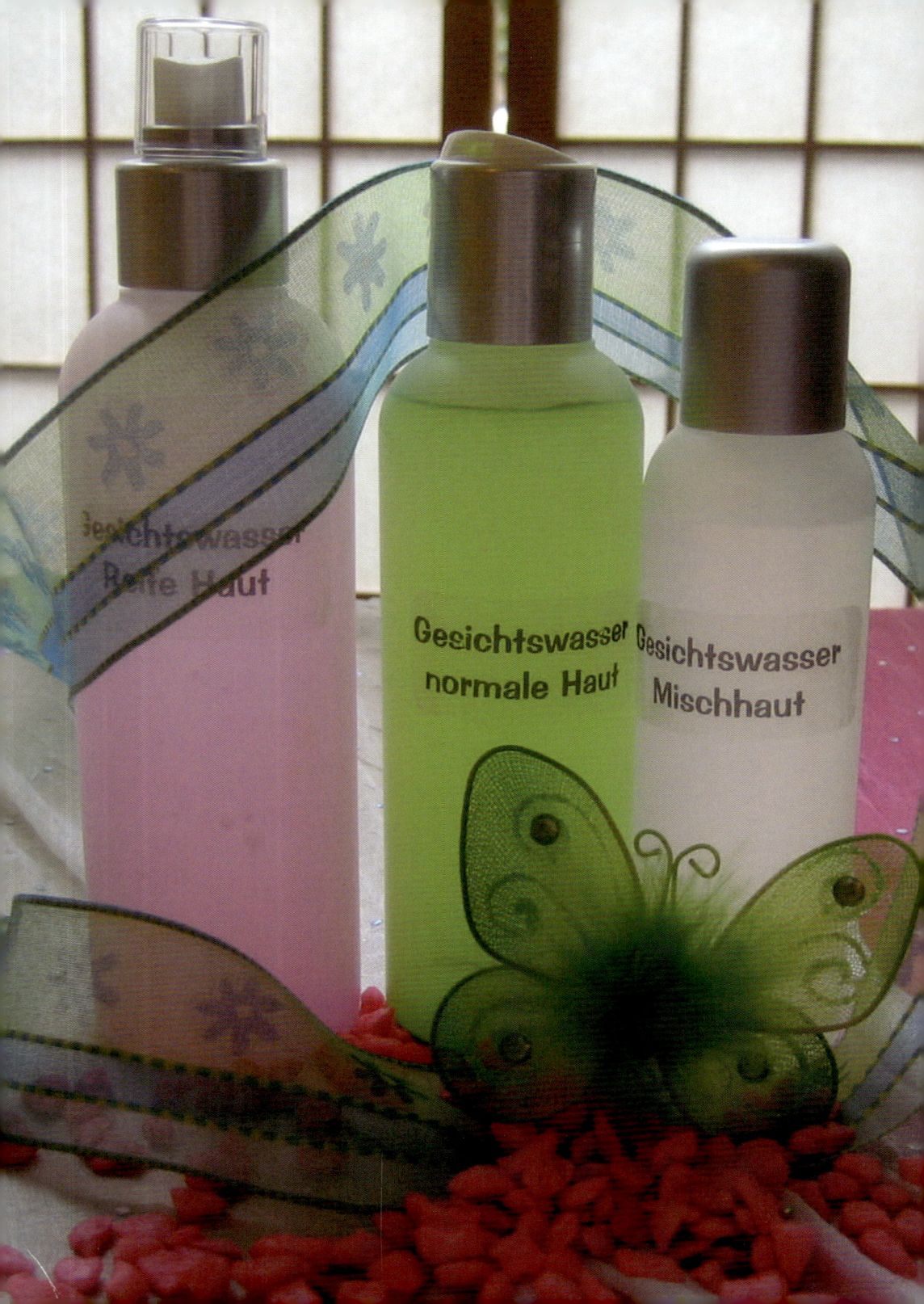

Gesichtswasser

Nach einer Reinigung mit Gesichtsmilch oder Waschcreme bleibt ein pflegender Film zurück, den Sie, wenn Sie möchten, mit Gesichtswasser entfernen können. Da das Gesichtswasser auf der Haut bleibt, können hochwirksame Wirkstoffe eingearbeitet werden, die die Haut perfekt auf die nachfolgende Creme vorbereiten.

Gesichtswasser für die trockene Haut Ca. 50 ml

Fettphase	Wasserphase
	24 g Neroliwasser oder Sandelholzhydrolat
	24 g Aloe-vera-Wasser
	1 Msp. Sorbit
	1 Msp. Allantoin
Wirkstoffphase	**Konservierung**
10 Tr. Vitamin-ACE-Fluid	5 Tr. Paraben K oder
10 Tr. Gurkenextrakt	2,5 g kosmetisches Basiswasser
5 Tr. Parfumöl	

Neroliwasser und Aloe-vera-Wasser miteinander vermischen, einen kleinen Teil abnehmen und mit dem Sorbit und dem Allantoin leicht erwärmen, bis sich die Pulver gelöst haben! Zurück zu dem Wassergemisch geben, die restlichen Wirkstoffe dazugeben und ein wenig schütteln.

Konservierung nicht vergessen, da es nur aus Wasser besteht und anfällig für Bakterien und Keime ist.

Gesichtswasser für die fettende und Mischhaut

Fettphase

Wasserphase

1

20 g Zitronenhydrolat
15 g Hamameliswasser
10 g Aloe-vera-Wasser
2 Msp. Urea (= 0,4 g)

Wirkstoffphase

2

15 Tr. Teebaumfluid
10 Tr. Aloe vera 10-fach
7 Tr. D-Panthenol
(schwimmt obenauf!)
4 Tr. Parfumöl oder
1 Tr. äth. Lavendelöl
2 Tr. äth. Sandelholzöl

Konservierung

3

5 Tr. Paraben K oder
2,5 g Weingeist oder
kosmetisches Basiswasser

■ Zitronenhydrolat, Hamameliswasser und Aloe-vera-Wasser miteinander vermischen, einen kleinen Teil abnehmen, Harnstoff dazugeben und leicht erwärmen, bis sich die Pulver gelöst haben! Zurück zu dem Wassergemisch geben und die Wirkstoffe hinzufügen.

■ In diesem Fall können diese ätherischen Öle verwendet werden, da sie nicht ausschließlich der Beduftung dienen, sondern hochwirksame Pflanzenessenzen darstellen. Sie sind stark beruhigend und heilend.

■ Unbedingt konservieren!

Gesichtswasser für die reife Haut

Fettphase

Wasserphase

1

15 g Rosenwasser
10 g Neroliwasser
10 g Aloe-vera-Wasser

Wirkstoffphase

2

1 Msp. Allantoin (= 0,2 g)
1 Msp. Urea (= 0,2 g)
10 Tr. Vitamin ACE-Fluid
10 Tr. Aloe vera 10-fach
10 Tr. Gurkenextrakt
10 Tr. Fibrostimulin
5 Tr. Parfumöl

Konservierung

3

5 Tr. Paraben K oder
2,5 g Weingeist oder
kosmetisches Basiswasser

▬ Neroliwasser, Rosenwasser und Aloe-vera-Wasser miteinander vermischen, einen kleinen Teil abnehmen und mit dem Sorbit und dem Allantoin leicht erwärmen, bis sich die Pulver gelöst haben! Zurück zu dem Wassergemisch geben und die restlichen Wirkstoffe hinzufügen und ein wenig schütteln.

▬ Konservierung nicht vergessen!

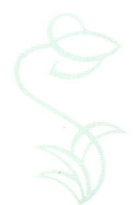

Gesichtswasser für normale oder junge Haut

Fettphase	Wasserphase 1
	30 g Neroliwasser oder Zitronen- hydrolat
	15 g Aloe-vera-Wasser

Wirkstoffphase 2	Konservierung 3
1 Msp. Sorbit	5 Tr. Paraben K oder
10 Tr. Vitamin-ACE-Fluid	2,5 g Weingeist oder
7 Tr. Aloe vera 10-fach	kosmetisches Basiswasser
10 Tr. Gurkenextrakt	
5 Tr. Parfumöl	

▬ Neroliwasser und Aloe-vera-Wasser miteinander vermischen, einen kleinen Teil abnehmen und mit dem Sorbit leicht erwärmen, bis sich das Pulver gelöst hat! Zurück zu dem Wassergemisch geben und die restlichen Wirkstoffe hinzufügen und ein wenig schütteln.

▬ Konservierung nicht vergessen!

TIPP

Wenn Sie mit Alkohol konservieren, haben Sie zusätzlich eine kräftige Reinigungswirkung. Sollte es etwas sanfter sein, dann greifen Sie zu anderen Konservierungsmitteln, besonders bei trockener Haut sollten Sie nicht mit viel Alkohol arbeiten, da er die Haut zusätzlich austrocknet!

Cremes

Tagescremes

Diese Cremes ziehen wunderbar schnell ein und hinterlassen ein gepflegtes Gefühl.

Leichte Tagescreme für trockene Haut   Ca. 50 ml

1 Fettphase

3 g Lamecreme
1 g Cetylalkohol
8 g Avocadoöl
5 g Weizenkeimöl
5 g Kakaobutter

2 Wasserphase

30 g Aloe-vera-Wasser
1 Msp. Urea (= 0,4 g)
1 Msp. Allantoin (= 0,3 g)

3 Wirkstoffphase

7 Tr. D-Panthenol
10 Tr. Aloe vera 10-fach
10 Tr. Gurkenextrakt
5 Tr. Vitamin A
5 Tr. Vitamin E
4 Tr. Parfumöl

4 Konservierung

6 Tr. Paraben K oder
1,3 g Weingeist oder
kosmetisches Basiswasser

■ Alle Rohstoffe der Fettphase erwärmen (im Becherglas oder im Schraubglas im Wasserbad) und schmelzen.

■ Im anderen Becher- oder Schraubglas die Rohstoffe der Wasserphase erwärmen und unter ständigem Rühren in die warme Fettphase geben und ca. 1 Minute kräftig mixen.

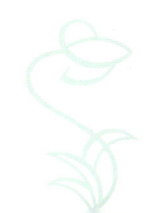

- In ein kaltes Wasserbad stellen und weiterrühren.
- In die handwarme Creme nun die Wirkstoffe einzeln unterrühren.

Tagescreme für die fettende und Mischhaut

Fettphase 1

3 g Tegomuls
10 g Distelöl
4 g Traubenkernöl
4 g Babassuöl

Wasserphase 2

15 g Neroliwasser oder
Zitronenhydrolat
15 g Hamameliswasser
1 Msp. Urea (= 0,4 g)

Wirkstoffphase 3

5 Tr. D-Panthenol
7 Tr. Teebaumfluid
10 Tr. Aloe vera 10-fach
4 Tr. Parfumöl

Konservierung 4

6 Tr. Paraben K oder
1,5 g Weingeist oder
kosmetisches Basiswasser

- Alle Rohstoffe der Fettphase erwärmen (im Becherglas oder im Schraubglas im Wasserbad) und schmelzen.
- Im anderen Becher- oder Schraubglas die Rohstoffe der Wasserphase erwärmen und unter ständigem Rühren in die warme Fettphase geben und ca. 1 Minute kräftig mixen.
- Ins kalte Wasserbad stellen und weiterrühren.
- In die handwarme Creme nun die Wirkstoffe einzeln unterrühren.

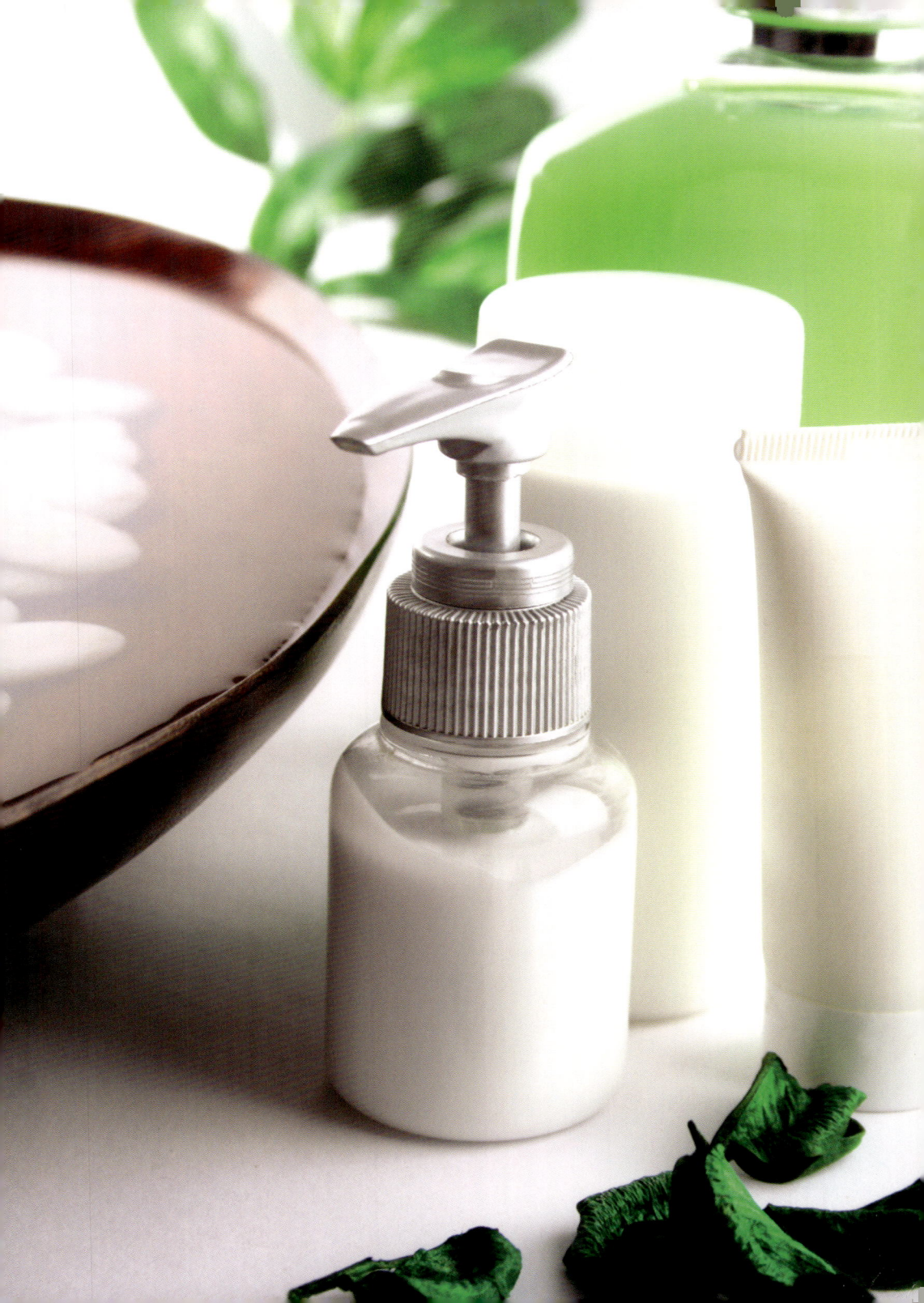

Leichte Tagescreme für die reife Haut

Fettphase — 1

- 3 g Emulsan
- 1 g Cetylalkohol
- 6 g Avocadoöl
- 6 g Hagebutten-/Wildrosenöl
- 4 g Traubenkernöl
- 4 g Sheabutter

Wasserphase — 2

- 17 g Aloe-vera-Wasser
- 12 g Rosenwasser
- 1 Msp. Allantoin (= 0,3 g)
- 1 Msp. Urea (= 0,4 g)

Wirkstoffphase — 3

- 5 Tr. D-Panthenol
- 7 Tr. Fibrostimulin
- 7 Tr. Vitamin A
- 5 Tr. Vitamin E
- 7 Tr. Squalan
- 7 Tr. Aloe vera 10-fach
- 4 Tr. Parfumöl

Konservierung — 4

- 6 Tr. Paraben K oder
- 1,5 g Weingeist oder
  kosmetisches Basiswasser

▬ Alle Rohstoffe der Fettphase erwärmen (im Becherglas oder im Schraubglas im Wasserbad) und schmelzen.

▬ Im anderen Becher- oder Schraubglas die Rohstoffe der Wasserphase erwärmen und unter ständigem Rühren in die warme Fettphase geben und ca. 1 Minute kräftig mixen.

▬ Ins kalte Wasserbad stellen und weiterrühren.

▬ In die handwarme Creme nun die Wirkstoffe einzeln unterrühren.

Leichte Tagescreme für normale oder junge Haut

Fettphase 1

- 2 g Tegomuls
- 1 g Lamecreme
- 1 g Cetylalkohol
- 1 kl. Msp. Guarkernmehl (= 0,2 g)
- 10 g Traubenkernöl
- 7 g Mandelöl

Wasserphase 2

- 30 g Neroliwasser oder Hamameliswasser
- 1 Msp. Sorbit

Wirkstoffphase 3

- 5 Tr. D-Panthenol
- 5 Tr. Teebaumölfluid
- 5 Tr. Aloe vera 10-fach
- 4 Tr. Parfumöl

Konservierung 4

- 6 Tr. Paraben K oder
- 1,5 g Weingeist oder kosmetisches Basiswasser

▬ Alle Rohstoffe der Fettphase erwärmen (im Becherglas oder im Schraubglas im Wasserbad) und schmelzen.

▬ Im anderen Becher- oder Schraubglas die Rohstoffe der Wasserphase erwärmen und unter ständigem Rühren in die warme Fettphase geben und ca. 1 Minute kräftig mixen.

▬ Ins kalte Wasserbad stellen und weiterrühren.

▬ In die handwarme Creme nun die Wirkstoffe einzeln unterrühren.

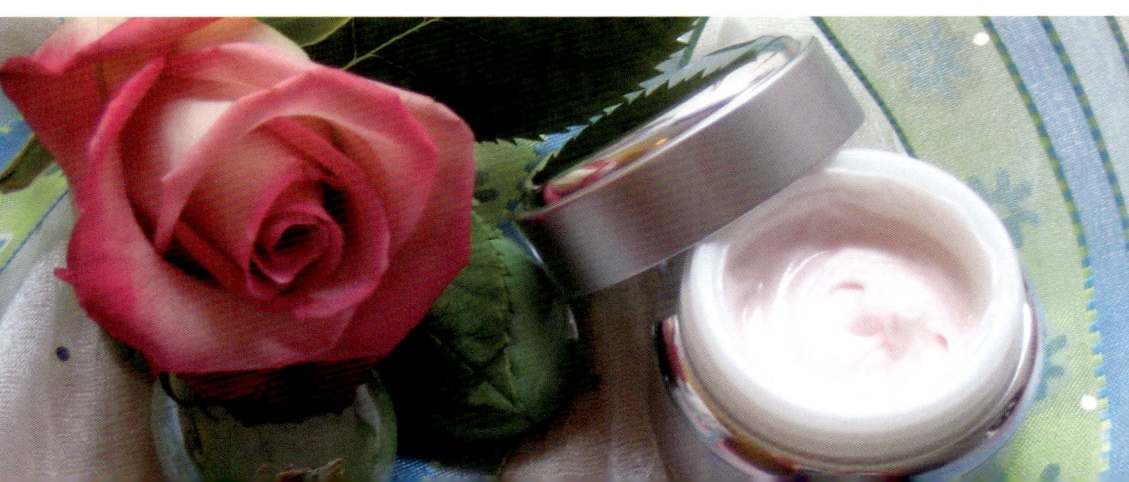

Gehaltvolle Cremes (Nachtcremes)

Diese Cremes sind und reicher an Wirkstoffen, die die Haut über Nacht aufnimmt. Natürlich können Sie diese Cremes auch als reichhaltige Tagescreme verwenden oder speziell bei trockenen Stellen einsetzen.

Gehaltvolle Creme für die trockene Haut

Fettphase

1

2 g Emulsan
1 g Lamecreme
7 g Macadamianussöl
7 g Traubenkernöl
6 g Jojobaöl

Wasserphase

2

15 g Rosenwasser
10 g Aloe-vera-Wasser
1 Msp. Allantoin (= 0,3 g)
1 Msp. Urea (= 0,4 g)

Wirkstoffphase

3

3 Tr. Sanddornfruchtfleischöl
5 Tr. Honig
7 Tr. D-Panthenol
7 Tr. Vitamin A
5 Tr. Vitamin E
5 Tr. Squalan
4 Tr. Duft

Konservierung

4

6 Tr. Paraben K oder
1,5 g Weingeist oder
kosmetisches Basiswasser

▬ Alle Rohstoffe der Fettphase erwärmen (im Becherglas oder im Schraubglas im Wasserbad) und schmelzen.

▬ Im anderen Becher- oder Schraubglas die Rohstoffe der Wasserphase erwärmen und unter ständigem Rühren in die warme Fettphase geben und ca. 1 Minute kräftig mixen.

▬ In ein kaltes Wasserbad stellen und weiterrühren.

▬ In die handwarme Creme nun die Wirkstoffe einzeln unterrühren.

Gehaltvolle Creme für die fettende und Mischhaut

Fettphase 1

2 g Tegomuls
1 g Lamecreme
10 g Distelöl (mattiert die Haut)
6 g Babassuöl
1 Prise Guarkernmehl (= 0,1 g)

Wasserphase 2

30 g Hamameliswasser

Wirkstoffphase 3

7 Tr. D-Panthenol
5 Tr. Vitamin E
7 Tr. Teebaumfluid
7 Tr. Aloe vera 10-fach
2 Tr. äth. Lavendelöl

Konservierung 4

6 Tr. Paraben K oder
1,5 g Weingeist oder
kosmetisches Basiswasser

▬ Alle Rohstoffe der Fettphase erwärmen (im Becherglas oder im Schraubglas im Wasserbad) und schmelzen.

▬ Im anderen Becher- oder Schraubglas die Rohstoffe der Wasserphase erwärmen und unter ständigem Rühren in die warme Fettphase geben und ca. 1 Minute kräftig mixen.

▬ In ein kaltes Wasserbad stellen und weiterrühren.

▬ In die handwarme Creme nun die Wirkstoffe einzeln unterrühren.

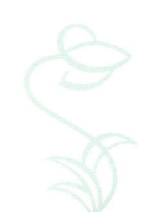

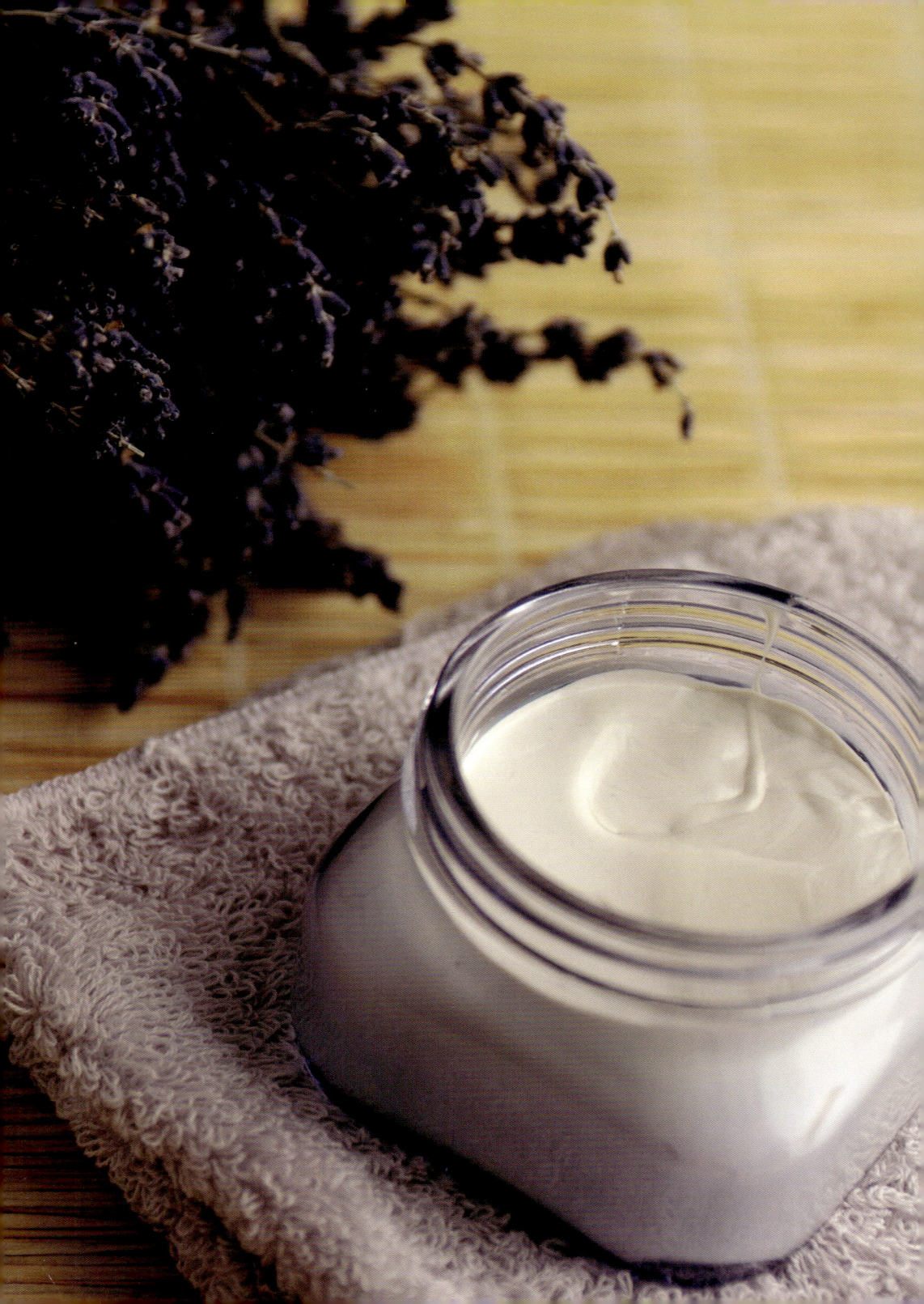

Gehaltvolle Creme für die fettende und Mischhaut

Fettphase 1

2 g Emulsan
1 g Lamecreme
7 g Avocadoöl
6 g Jojobaöl
2 g Weizenkeimöl
(Achtung: riecht intensiv!)
3 g Kakaobutter

Wasserphase 2

30 g Rosenwasser
1 Msp. Sorbit (= 0,3 g)
1 Msp. Urea (= 0,4 g)

Wirkstoffphase 3

3 Tr. Sanddornfruchtfleischöl
(macht orange)
7 Tr. D-Panthenol
5 Tr. Vitamin A
5 Tr. Vitamin E
1 Msp. Vitamin C
6 Tr. Squalan
6 Tr. Aloe vera 10-fach
3 Tr. Parfumöl

Konservierung 4

6 Tr. Paraben K oder
1,5 g Weingeist oder
kosmetisches Basiswasser

■ Alle Rohstoffe der Fettphase erwärmen (im Becherglas oder im Schraubglas im Wasserbad) und schmelzen.

■ Im anderen Becher- oder Schraubglas die Rohstoffe der Wasserphase erwärmen und unter ständigem Rühren in die warme Fettphase geben und ca. 1 Minute kräftig mixen.

■ In ein kaltes Wasserbad stellen und weiterrühren.

■ In die handwarme Creme nun die Wirkstoffe einzeln unterrühren.

Gehaltvolle Creme für normale oder junge Haut

Fettphase 1

2,5 g Tegomuls
0,5 g Cetylalkohol
9 g Mandelöl
7 g Jojobaöl
2 g Sheabutter

Wasserphase 2

30 g Neroliwasser oder Sandelholz-hydrolat
1 Msp. Allantoin (= 0,3 g)

Wirkstoffphase 3

7 Tr. D-Panthenol
5 Tr. Vitamin A
5 Tr. Vitamin E
4 Tr. Aloe vera 10-fach
3 Tr. Parfumöl

Konservierung 4

6 Tr. Paraben K oder
1,5 g Weingeist oder
kosmetisches Basiswasser

Alle Rohstoffe der Fettphase erwärmen (im Becherglas oder im Schraubglas im Wasserbad) und schmelzen.

Im anderen Becher- oder Schraubglas die Rohstoffe der Wasserphase erwärmen und unter ständigem Rühren in die warme Fettphase geben und ca. 1 Minute kräftig mixen.

In ein kaltes Wasserbad stellen und weiterrühren.

In die handwarme Creme nun die Wirkstoffe einzeln unterrühren.

Gel- und Feuchtigkeitsfluid

Die einzige Kunst beim Gelrühren ist die Schnelligkeit. Sobald Sie den Gelbildner in die Flüssigkeit geben, müssen Sie sofort losrühren, nicht erst langsam nach dem Mixer suchen, denn inzwischen verklumpt alles – also wirklich sofort den Mixer parat haben und loslegen. Bitte beachten Sie, dass dieses Gel noch ein wenig andickt.

In diesen Gels steckt geballte Feuchtigkeit und Wirkung. Verwenden Sie es unter der Tagescreme, unter dem Make-up oder im Sommer statt einer Creme. Auch als Dekolletépflege, Augenpflege und für die empfindlichen Hautpartien ist es zu empfehlen.

Geben Sie ein wenig Öl und Flüssigemulgator dazu (siehe Rezept) und Sie haben ein etwas reichhaltigeres Gelfluid, falls Ihnen das normale Gel zu leicht und zu wenig reichhaltig ist.

Feuchtigkeitsgel für die trockene Haut   Ca. 50 ml

Fettphase	Wasserphase 1
	30 g Aloe-vera-Wasser
	1 Msp. Sorbit
	0,3 g Guarkernmehl für ein dickes Gel
	0,2 g Guarkernmehl für ein leichtes Gel

Wirkstoffphase 2	Konservierung 3
5 Tr. D-Panthenol	3 Tr. Paraben K oder
10 Tr. Aloe vera 10-fach	1,2 g kosmetisches Basiswasser
15 Tr. Gurkenextrakt	
7 Tr. Vitamin-ACE-Fluid	
3 Tr. Parfumöl	

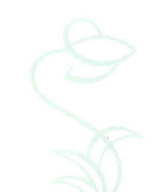

■ Aloe-vera-Wasser mit der Msp. Sorbit verrühren, bis es sich aufgelöst hat. Dann unter ständigem Mixen das Guarkernmehl dazugeben. Das noch dünnflüssige Gel etwas stehen lassen, damit es quellen kann (ca. 10 Minuten).

■ In das fertige Gel die Wirkstoffe unterrühren, konservieren und abfüllen.

Fluid-Variante für die trockene Haut (etwas gehaltvoller)
Rezept wie oben und in das fertige Gel:

1 TL Jojobaöl
1 TL Mandelöl
1,5 TL Fluidlecithin super (Emulgator)

■ Zubereitung wie oben, in das fertige Gel die Öle und das Fluidlecithin kräftig unterrühren.

■ Die beiden Wasser mit der Msp. Urea verrühren, leicht wärmen, bis es sich aufgelöst hat. Dann unter ständigem Mixen das Guarkernmehl dazugeben. Das noch dünnflüssige Gel etwas stehen lassen, damit es quellen kann (ca. 10 Minuten).

■ In das fertige Gel die Wirkstoffe unterrühren, konservieren und abfüllen.

Fluid-Variante für die fettende Haut
Rezept wie oben und in das fertige Gel:

1–2 TL Traubenkernöl
1,5 TL Fluidlecithin super (Emulgator)

■ Zubereitung wie oben, in das fertige Gel die Öle und das Fluidlecithin kräftig unterrühren.

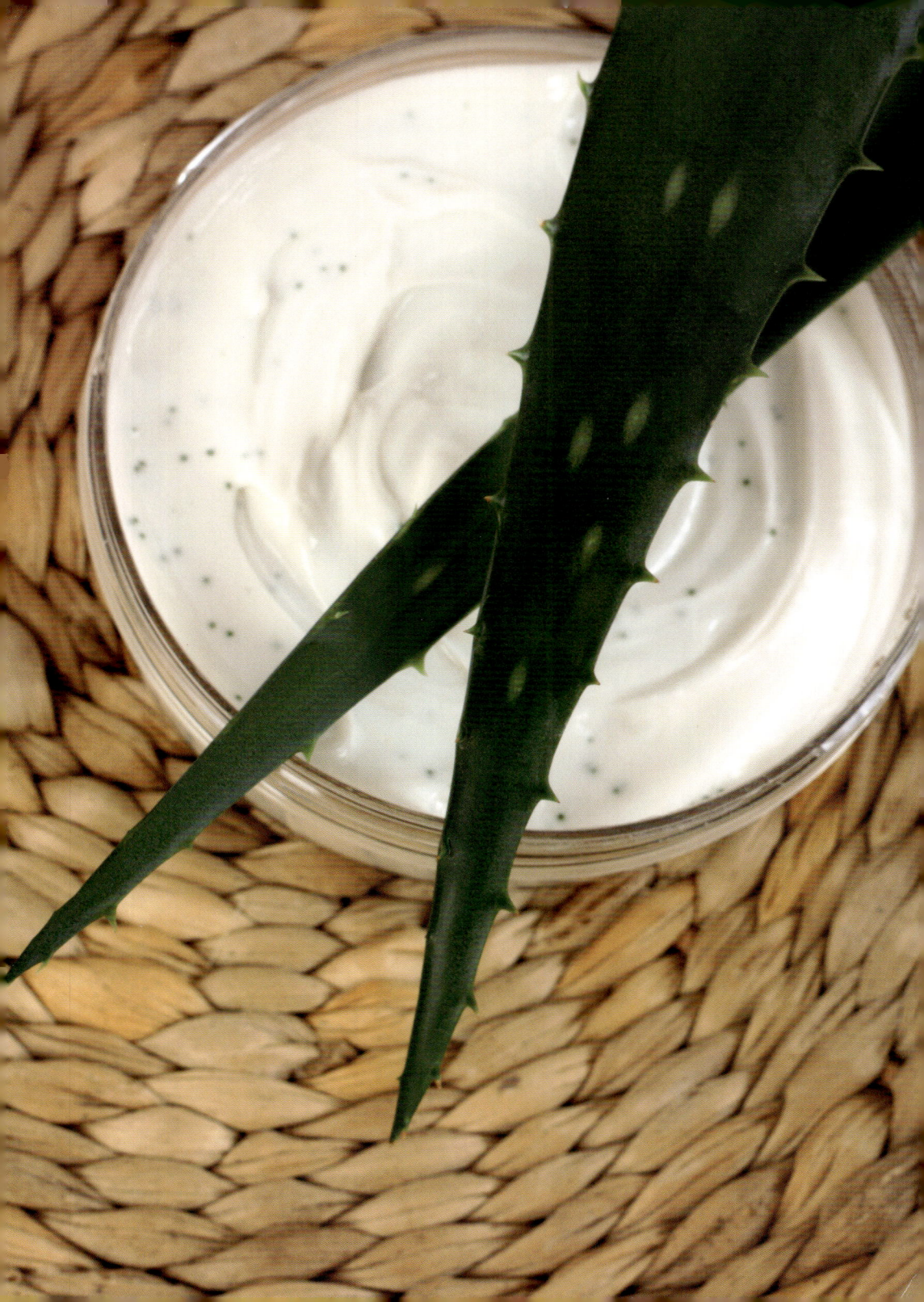

Feuchtigkeitsgel für die reife Haut

Fettphase	Wasserphase 1
	15 g Rosenwasser
	15 g Aloe-vera-Wasser
	1 Msp. Sorbit
	1 Msp. Urea
	0,3 g Guarkernmehl für ein dickes Gel
	0,2 g Guarkernmehl für ein leichtes Gel

Wirkstoffphase 2	Konservierung 3
7 Tr. D-Panthenol	3 Tr. Paraben K oder
10 Tr. Vitamin-ACE-Fluid	1,2 g kosmetisches Basiswasser
10 Tr. Fibrostimulin	
(pflanzl. Antifaltenmittel)	

◾ Die beiden Wasser mit der Msp. Urea und Sorbit verrühren, leicht wärmen, bis es sich aufgelöst hat. Dann unter ständigem Mixen die Gelbildner dazugeben. Das noch dünnflüssige Gel etwas stehen lassen, damit es quellen kann (ca. 10 Minuten).

◾ In das fertige Gel die Wirkstoffe rühren, konservieren und abfüllen.

Fluid-Variante für die reife Haut

Rezept wie oben und in das fertige Gel
1 TL Jojobaöl
1 TL Avocadoöl
3 Tr. Sanddornfruchtfleischöl
1,5 TL Fluidlecithin super

◾ Zubereitung wie oben, in das fertige Gel die Öle und das Fluidlecithin kräftig unterrühren.

Feuchtigkeitsgel für normale oder junge Haut

Fettphase	Wasserphase
	15 g Neroliwasser 15 g Aloe-vera-Wasser 1 Msp. Sorbit 0,2 g Mischung aus Xanthan und Guarkernmehl
Wirkstoffphase 7 Tr. D-Panthenol 10 Tr. Vitamin-ACE-Fluid 5 Tr. Aloe vera 10-fach 3 Tr. Parfumöl	**Konservierung** 3 Tr. Paraben K oder 1,2 g kosmetisches Basiswasser

▬ Die beiden Wasser mit der Msp. Sorbit verrühren, bis es sich aufgelöst hat. Dann unter ständigem Mixen die Gelbildner dazugeben. Das noch dünnflüssige Gel etwas stehen lassen, damit es quellen kann (ca. 10 Minuten).

▬ In das fertige Gel die Wirkstoffe unterrühren, konservieren und abfüllen.

Fluid-Variante für normale und junge Haut

Rezept wie oben, in das fertige Gel
2 TL Mandelöl
1 TL Fluidlecithin super

▬ Zubereitung wie oben, in das fertige Gel die Öle und das Fluidlecithin kräftig unterrühren.

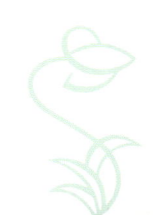

Augenpflege

Die Haut rund um die Augen ist besonders zart, daher sollte sie nicht zu sehr gezerrt werden. Klopfen Sie die Augenpflege immer nur ganz sanft ein, und rubbeln Sie nicht! Diese Produkte helfen, die Augen wieder strahlen zu lassen und sie wunderbar zu pflegen!

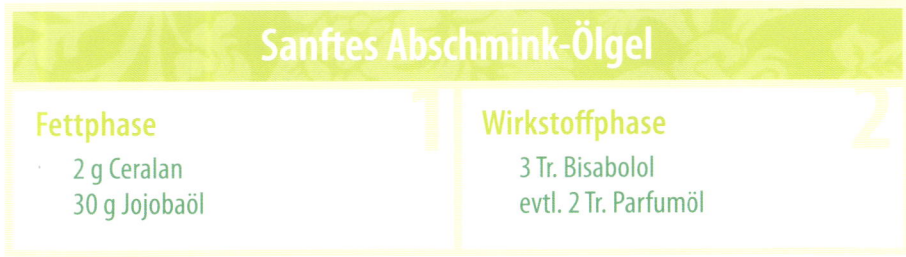

Sanftes Abschmink-Ölgel

Fettphase 1	Wirkstoffphase 2
2 g Ceralan	3 Tr. Bisabolol
30 g Jojobaöl	evtl. 2 Tr. Parfumöl

Hält ca. 8–12 Monate

■ Ceralan mit dem Jojobaöl sanft schmelzen und Bisabolol dazugeben und sofort in ein Döschen abfüllen – es wird recht fest!
■ Ein feuchtes Wattepad in das feste Gel tauchen und sanft über die Augen streichen. Löst auch lang haftende Wimperntusche!

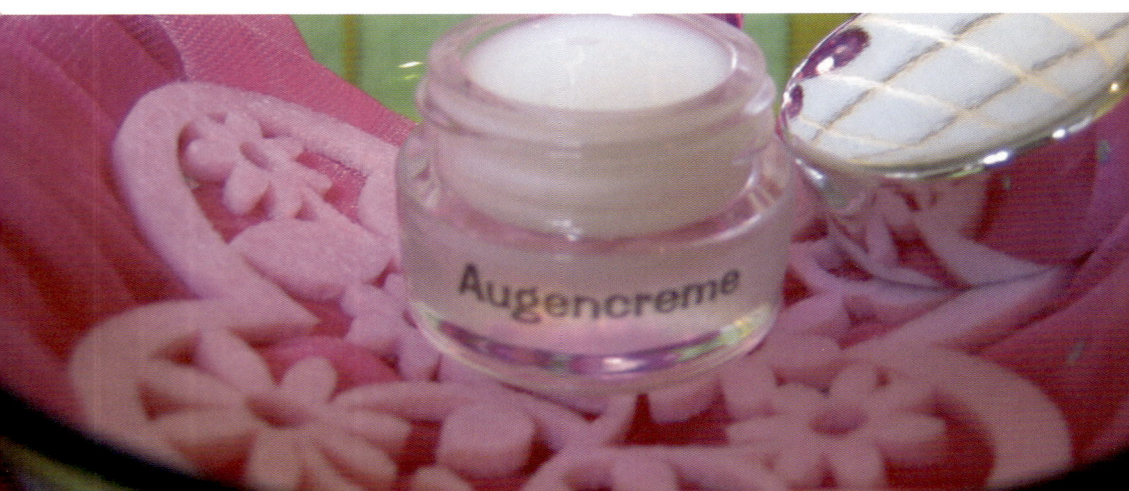

Pflegende Augencreme mit Jojobaöl

Fettphase	1	Wasserphase	2
2 g Tegomuls 10 g Jojobaöl		10 g Hamameliswasser	

Wirkstoffphase	3		
5 Tr. D-Panthenol 17 Tr. Augentrostextrakt 2 Tr. Bisabolol evtl. 2 Tr. Parfumöl			

Jojobaöl ist eigentlich kein Öl, sondern ein flüssiges Wachs. Daher kann es nicht »kriechen« und eignet sich besonders für die Augenpflege, da es sich nicht im Auge absetzt. Es spendet Feuchtigkeit, hinterlässt keinen Glanz, hat aber die reichhaltige Pflege von Öl.

▬ Alle Rohstoffe der Fettphase erwärmen (im Becherglas oder im Schraubglas im Wasserbad) und schmelzen.

▬ Im anderen Becher- oder Schraubglas die Rohstoffe der Wasserphase erwärmen und unter ständigem Rühren in die warme Fettphase geben und ca. 1 Minute kräftig mixen.

▬ In die handwarme Creme nun die Wirkstoffe einzeln unterrühren.

TIPP

Hier habe ich bewusst keine Konservierung eingesetzt! Die Menge ist sehr klein, daher ist sie schnell aufgebraucht. Vielleicht teilen Sie sie ja mit einer Freundin. Kühl lagern und Spatel zum Entnehmen verwenden!

Straffendes Augengel mit Augentrostextrakt

Fettphase	Wasserphase
	15 g Hamameliswasser
	1 kl. Msp. Xanthan (= 0,2 g)

Wirkstoffphase	Konservierung
20 Tr. Augentrostextrakt	2 Tr. Paraben K
5 Tr. Efeuextrakt	
5 Tr. Vitamin-ACE-Fluid	
2 Tr. Bisabolol	

Dieses Gel kühlt, strafft und entspannt übermüdete Augen und hilft gegen Augenringe und Tränensäcke.

Mit einem TL Jojobaöl dazu erhalten Sie ein reichhaltigeres Augenfluid, das aber vor Gebrauch aufgeschüttelt werden muss!

▬ Xanthan unter ständigem Rühren in das Hamameliswasser einrühren. Ein wenig stehen lassen (ca. 10 Minuten) und das sich nun gebildete Gel nochmals durchrühren. Die Extrakte und Vitamine dazugeben.

▬ Wenn Sie ganz sicher gehen wollen, dann geben Sie noch 3 Tropfen Konservierung dazu!

Bodylotions

Wählen Sie zwischen gehaltvollen, etwas dickeren Lotionen oder leichten, dünnflüssigen Formulierungen. Je nach Lust und Laune können Sie Ihre Rezepte ein wenig umgestalten. Halten Sie sich nur an diese Formel:

Je mehr feste Fette Sie verwenden, umso fester wird die fertige Lotion!

Zugegeben, in den Rezepten wurden viele Wirkstoffe verwendet. »Muss ich mir die jetzt alle kaufen?« Nein, Sie müssen nicht, denn auch mit nur wenigen ausgesuchten Wirkstoffen erzielen Sie tolle Ergebnisse! Nehmen Sie, was Sie an Basiswirkstoffen daheim haben, z.B. D-Panthenol, Aloe vera 10-fach, Vitamin A oder Vitamin E.

Auch die Öle können Sie austauschen, wenn Sie nicht alle zur Verfügung haben. Verändern Sie aber nie die Gesamtmenge aller Öle. Aus 10 g Jojobaöl und 15 g Avocadoöl können Sie 25 g Avocadoöl machen und Jojobaöl weglassen! Prinzipiell sind aber die Rezepte ausgewogen und jedes Öl hat nun mal seine spezielle Wirkung im Rezept!

Unsere Bodylotions hinterlassen ein weiches, samtig gepflegtes Hautgefühl. Wählen Sie zwischen 10 Tropfen Parfumöl für einen rasch flüchtigen Duft oder 20 Tropfen für verführerischen Duft, der Sie den ganzen Tag über begleitet! Bedenken Sie bitte, dass alle Lotionen noch viele Stunden nachdicken.

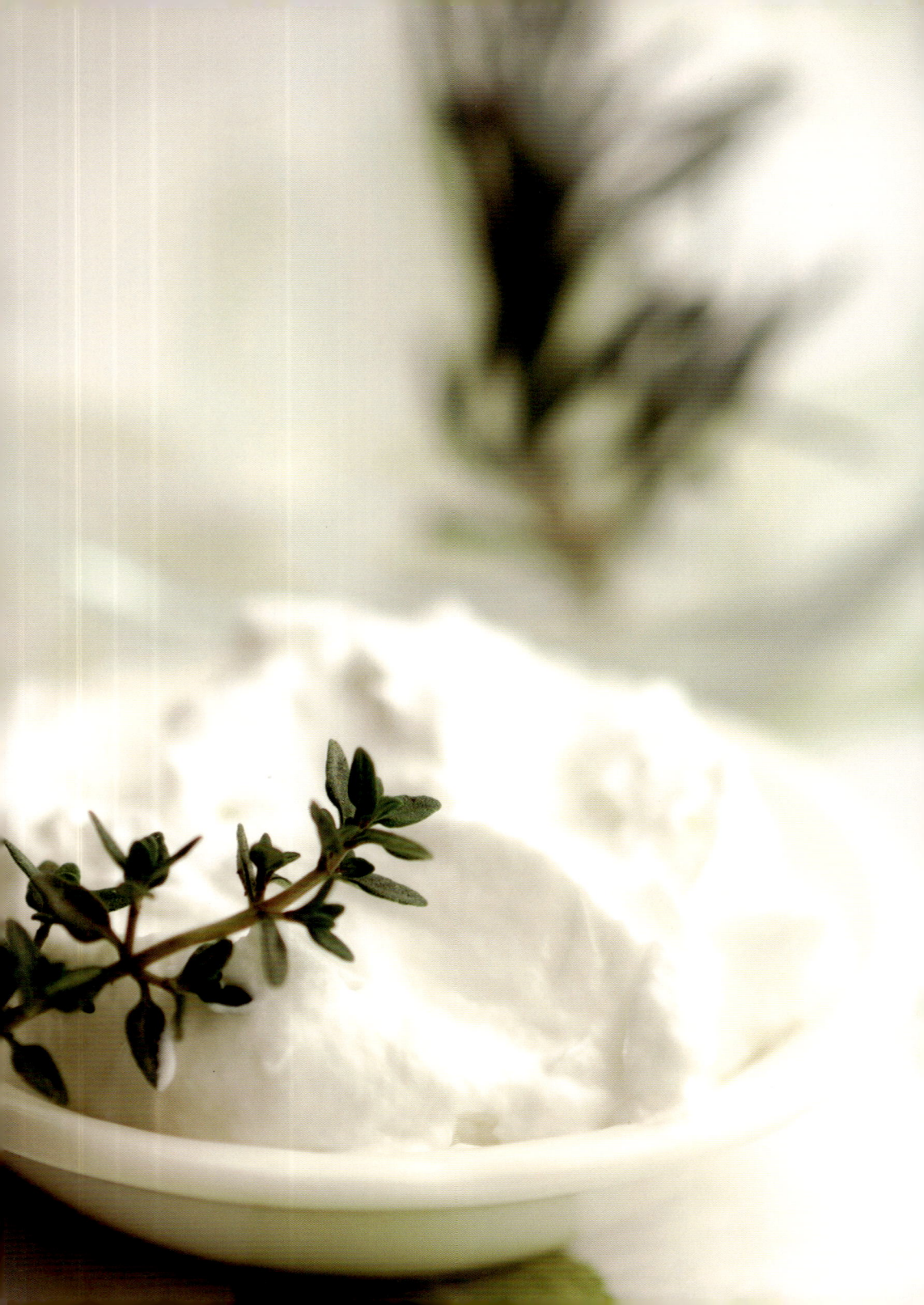

Bodylotion für die trockene Haut

Fettphase   1

- 8 g Emulsan
- 1 g Cetylalkohol
- 1 Msp. Guarkernmehl (= 0,3 g)
- 10 g Erdnussöl
- 10 g Jojobaöl
- 5 g Weizenkeimöl
- 5–7 g Sheabutter

Wasserphase   2

- 70 g Aloe-vera-Wasser
- 60 g Neroliwasser oder Sandelholzhydrolat
- 1 Msp. Sorbit (= 0,3 g)
- 1 Msp. Urea (= 0,4 g)

Wirkstoffphase   3

- 10 Tr. D-Panthenol
- 12 Tr. Aloe vera 10-fach
- 7 Tr. Vitamin A
- 7 Tr. Vitamin E
- 14 Tr. Squalan
- 10–20 Tr. Parfumöl

Konservierung   4

- 20 Tr. Paraben K oder
- 6 g Weingeist oder kosmetisches Basiswasser

■ Alle Rohstoffe der Fettphase – außer Sheabutter – erwärmen (im Becherglas oder im Schraubglas im Wasserbad) und schmelzen. Erst nach dem Schmelzen die Sheabutter dazugeben.

■ Im anderen Becher- oder Schraubglas die Rohstoffe der Wasserphase erwärmen und unter ständigem Rühren in die warme Fettphase geben und ca. 1 Minute kräftig mixen.

■ Danach so warm wie möglich in die Lotionflasche gießen und in ein kaltes Wasserbad stellen.

■ In die handwarme Lotion nun nach und nach die Wirkstoffe geben und immer wieder durchschütteln. Dann die Parfumöle und die Konservierung dazu und kräftig durchschütteln.

Vitaminbodylotion für die reife Haut

Fettphase 1

    8 g Lamecreme
    1 g Cetylalkohol
    10 g Avocadoöl
    10 g Macadamianussöl
    5 g Traubenkernöl
    7 g Kakaobutter
    1 Msp. Guarkernmehl (= 0,2 g)

Wasserphase 2

    70 g Rosenwasser
    60 g Aloe-vera-Wasser
    1 Msp. Allantoin (= 0,3 g)
    1 Msp. Sorbit (= 0,3 g)

Wirkstoffphase 3

    15 Tr. D-Panthenol (Vitamin B)
    10 Tr. Aloe vera 10-fach
    10 Tr. Vitamin A
    10 Tr. Vitamin E
    1 Msp. Vitamin C Pulver (= 0,3 g)
    8 Tr. Sanddornfruchtfleischöl
    14 Tr. Squalan
    7–20 Tr. Parfumöl

Konservierung 4

    20 Tr. Paraben K oder
    8 g Weingeist oder
    kosmetisches Basiswasser

■ Alle Rohstoffe der Fettphase erwärmen (im Becherglas oder im Schraubglas im Wasserbad) und schmelzen.

■ Im anderen Becher- oder Schraubglas die Rohstoffe der Wasserphase erwärmen und unter ständigem Rühren in die warme Fettphase geben und ca. 1 Minute kräftig mixen.

■ Danach so warm wie möglich in die Lotionflasche gießen und in ein kaltes Wasserbad stellen.

■ In die handwarme Lotion nun nach und nach die Wirkstoffe geben und immer wieder durchschütteln. Dann die Parfumöle und die Konservierung dazu und kräftig durchschütteln.

Feuchtigkeitslotion für normale oder junge Haut

Fettphase   1

7 g Lamecreme
1 Msp. Guarkernmehl
8 g Mandelöl
8 g Jojobaöl
4 g Kokosfett/Kokosöl

Wasserphase   2

70 g Aloe-vera-Wasser
60 g Neroliwasser

Wirkstoffphase   3

15 Tr. D-Panthenol
10 Tr. Aloe vera 10-fach
10 Tr. Vitamin A
10 Tr. Squalan
7–20 Tr. Parfumöl

Konservierung   4

20 Tr. Paraben K oder
8 g Weingeist oder
kosmetisches Basiswasser

▬ Alle Rohstoffe der Fettphase erwärmen (im Becherglas oder im Schraubglas im Wasserbad) und schmelzen.

▬ Im anderen Becher- oder Schraubglas die Rohstoffe der Wasserphase erwärmen und unter ständigem Rühren in die warme Fettphase geben und ca. 1 Minute kräftig mixen.

▬ Danach so warm wie möglich in die Lotionflasche gießen und in ein kaltes Wasserbad stellen.

▬ In die handwarme Lotion nun nach und nach die Wirkstoffe geben und immer wieder durchschütteln. Dann die Parfumöle und die Konservierung dazu und kräftig durchschütteln.

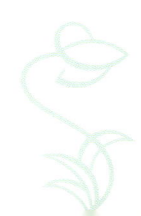

Abwandlung: Lotion für Aknehaut am Rücken

Wirkstoffphase

10 Tr. D-Panthenol
20 Tr. Aloe vera 10-fach
20 Tr. Teebaumölfluid
30 Tr. Hamamelisextrakt
5 Tr. äth. Lavendelöl
9 Tr. äth. Sandelholzöl

■ Ersetzen Sie zuerst das Neroliwasser gegen Zitronenhydrolat! Das ist so ziemlich das beste Wässerchen gegen Akne und fettende Haut!

■ Rezept wie oben, allerdings andere Wirkstoffe.

TIPP

■ Sollte Ihre Lotion am nächsten Tag zu flüssig sein, versuchen Sie noch 1–2 Msp. Guarkernmehl (ca. 0,3–0,5 g) hinzuzugeben, und schütteln Sie die Flasche dann sofort kräftig durch. So lässt sich auch dieses »Problem« lösen und die Lotion wird sämiger!

■ Um die Lotion beim nächsten Mal fester zu bekommen, tauschen Sie ein Öl gegen ein festes Fett, dann wird sie ebenfalls dickflüssiger!

■ Sollte am nächsten Tag Ihre Bodylotion zu fest sein, dann geben Sie – ruhig im kalten Zustand – direkt in die Flasche Flüssigkeit dazu, am besten in 10-g-Schritten und schütteln Sie die Flasche immer wieder kräftig auf, bis Sie die passende Konsistenz erreicht haben. Evtl. noch ein wenig Konservierung dazu, weil jetzt mehr Flüssigkeit vorhanden ist!

■ Wenn Sie möchten, nehmen Sie beim nächsten Mal um 1 g weniger Emulgator, dann wird die Lotion auch ein bisschen flüssiger!

Spezialrezepte für die Körperpflege

Die neue »Whipped Sheabutter« für die besonders trockene Haut

Durch das kräftige Mixen dieser Körperbutter wird sie wie Schlagsahne schaumig, weich und zart, ohne zusammenzufallen. Sie benötigen daher einen recht großen Abfülltiegel. Die Butter ist einfach herzustellen und zieht wunderbar ein, obwohl sie nur aus Fett besteht. Durch die Zugabe des Flüssigemulgators können Sie weitere Wirkstoffe unterrühren, aber bitte nicht mehr als insgesamt ca. 20 Tropfen!

Whipped Sheabutter	
Fettphase 1	**Wirkstoffphase** 2
50 g Sheabutter 50 g Mandelöl 5 g Fluidlecithin super oder das neue Lysolecithin (alles Flüssigemulgatoren)	10 Tr. Parfumöl
Konservierung 3	
Keine Konservierung nötig, da kein Wasseranteil dabei.	

▬ Sheabutter in kleine Stückchen schneiden und in eine Rührschüssel geben, Öl und Lecithin dazu und diese Masse mit dem Handmixer (beide Quirle verwenden) ca. 5–8 Minuten kräftig schlagen.
Am Anfang »holpert« es richtig, aber sie wird immer weicher und schaumiger. Dann das Parfumöl dazugeben und abfüllen.

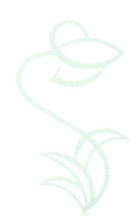

Whipped Sheabutter-Cream (ca. 170 ml)

Fettphase 1

17 g Lamecreme
50 g Kakaobutter
10 g Bio Kokosfett
15 g Macadamianussöl

Wasserphase 2

70 g destilliertes Wasser
1 TL Honig

Wirkstoffphase 3

15 Tr. Aloe vera 10-fach
10 Tr. D-Panthenol
12 Tr. Parfumöl (Schoko)

Konservierung 4

18 Tr. Paraben K oder
8 g kosmetisches Basiswasser

Gehaltvolle Körperbutter ca. 170 ml

Alle Zutaten der Fettphase sanft miteinander verschmelzen, nicht zu heiß werden lassen.

In einem separaten Becherglas den Honig in die Wasserphase geben und ebenfalls erwärmen.

Die Wasserphase unter ständigem Rühren in die Fettphase gießen und ca. 2 Minuten rühren.

Wenn Sie möchten, können Sie die Creme nun in einem kalten Wasserbad weiterrühren.

Geben Sie dann die Wirkstoffe dazu und rühren nochmals gut durch. Füllen Sie diese Bodybutter in eine große Schraubdose.

Aus dem Badezimmer

Dusche oder Wannenbad?

Wir haben für beide tolle Rezepte, die Ihr Badezimmer in eine sinnliche Wellnessoase verwandeln.

Für unsere Badeöle haben Sie zwei Flüssigemulgatoren zur Auswahl, denn Sie müssen ja Öl und das Badewasser emulgieren, also irgendwie homogen zusammenführen. Die beiden von uns verwendeten Produkte heißen

- Fluidlecithin BE und
- Mulsifan HT.

Fluidlecithin BE ist die natürlichere Variante, eine dickflüssige braune Flüssigkeit mit recht starkem Eigengeruch. Sie erhalten immer ein honigbraunes Badeöl, das sich leider nicht färben lässt.

Bei Mulsifan HT – einem synthetischen Emulgator – haben Sie den Vorteil, dass er vollkommen geruch- und farblos ist und sich daher wunderbar für farbige Ölbäder eignet, die außerdem noch leicht schäumen. Sie haben die Wahl!

Leicht schäumendes »Ölbad 2 in 1«

85 g Distel- oder Erdnussöl	30–40 Tr. Parfumöl für ein Wannenbad
13 g Mulsifan HT	20–30 Tr. Parfumöl für Duschöl

(sowohl als Duschöl als auch als Wannenbad geeignet)
reicht für 4 Wannenbäder oder 15 Duschgänge!

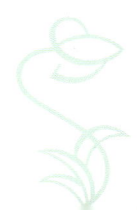

■ Zuerst das Pflanzenöl in eine Plastikflasche gießen, dann Mulsifan dazugeben und kräftig schütteln.

■ Je nach Verwendungszweck nun die passende Anzahl an Parfumöl-Tropfen zufügen.

2–3 Tropfen flüssige Lebensmittelfarbe sorgt für bunte Ölbäder!

Nicht schäumendes »Badeöl 2 in 1«

1	2
85 g Distel- oder Erdnussöl	30–40 Tr. Parfumöl für ein Wannenbad
17 g Fluidlecithin BE	20–30 Tr. Parfumöl für Duschöl

reicht für 4 Wannenbäder oder 15 Duschgänge!

■ Zuerst das Pflanzenöl in eine Plastikflasche gießen, dann Fluidlecithin BE dazugeben und kräftig schütteln.

■ Je nach Verwendungszweck nun die passende Anzahl an Parfumöl-Tropfen zufügen.

■ Fluidlecithin setzt sich – weil schwerer – immer wieder am Boden ab – bitte vor Verwendung aufschütteln.

So sieht mein Badewannenrand aus: Für jede Stimmung eine Farbe und ein passender Duft. So ist zum Beispiel im Orangen-Badeöl Orangenduft, im blauen Fläschchen der Duft »Nautik« und Rosenduft natürlich im roten Ölbad.

Wenden wir uns nun den Badepralinen zu. Die sehen nicht nur sehr hübsch aus, sondern machen Ihr Badewasser zu einem cremigen Hautpflegebad.
Vorsicht: Waschen – nicht naschen!

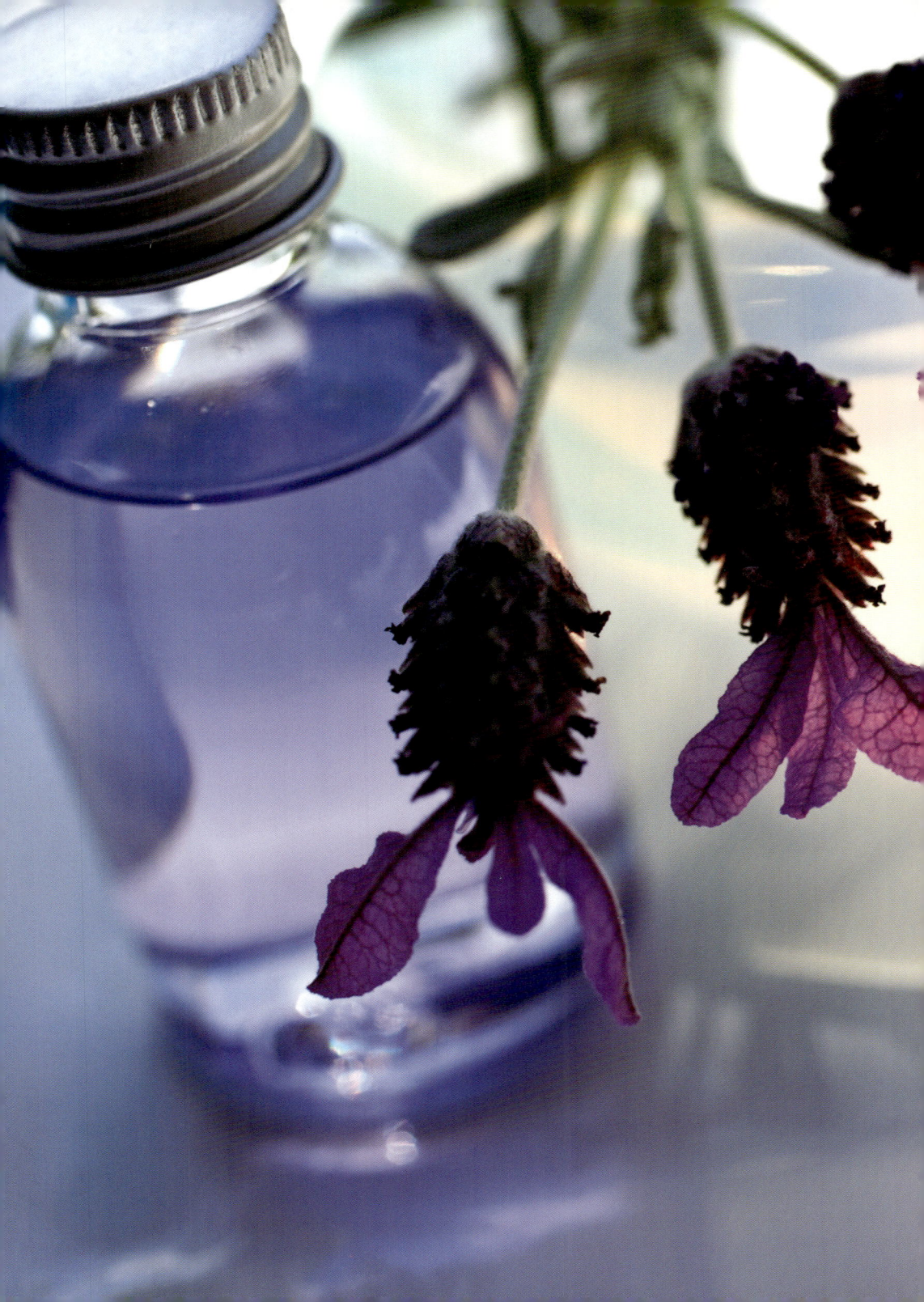

Badepralinen

15 g Lamecreme 60 g Kakaobutter 60 g Mangobutter	evtl. 1–2 TL Bitterkakao zum Färben 20 Tr. Parfumöl (evtl. Schoko)

■ Alle Zutaten mit dem Kakaopulver ganz sanft mit wenig Hitze schmelzen, leicht abkühlen lassen und das Parfumöl dazugeben.

■ In kleine Eiswürfelförmchen füllen (am besten Silikon) und über Nacht in den Kühlschrank stellen.

Milchpralinen zum Baden

70 g Kakaobutter 20 g Sheabutter 10 g Bio Kokosfett 15 g Emulsan 15 g Milchpulver z. B. Schafmilchpulver oder Folgemilchpulver	evtl. 1 Msp. Farbpigment löslich 20–30 Tr. Parfumöl evtl. 1–2 TL Bitterkakao zum Färben

■ Alle Zutaten ganz sanft mit wenig Hitze schmelzen, leicht abkühlen lassen, das Parfumöl dazugeben und das Milchpulver hineinstreuen. (Das Milchpulver löst sich erst vollständig im Wannen-Wasser)

■ In kleine Eiswürfelförmchen füllen (am besten Silikon) und über Nacht in den Kühlschrank stellen.

Duschgel und Badeschaum

Mit dem folgenden Basistensid können Sie sanfte Shampoos, Duschgels oder Badeschaum herstellen. Einfach ein gutes Parfümöl nach Wahl dazu und schon haben Sie eine milde Waschbasis für Haut & Haar. Mit passenden Wirkstoffen können Sie es nun noch aufpeppen.

Es gibt die fertige Seifen(Shampoo-)grundlage bei Ihrem Rohstoffhändler, meist ein Zuckerrübentensid, oder Sie mischen sich eine Basistensidmischung selber an. Dazu benötigen Sie Betain, eine dickflüssige gelbliche Flüssigkeit, die aus Kokosöl und Palmkernöl gewonnen wird und mit Wasser vermischt eine leichte »Flüssigseife« ergibt.

Neutrales Duschgel-Basistensid

Tensid 1	Konservierung 2
50 g Betain 80 g destilliertes Wasser 3 g Glycerin 1–2 EL Rewoderm	10 Tr. Paraben K Keinen Alkohol verwenden! Setzt die Schaumbildung herab.

■ Glycerin mit dem destillierten Wasser verrühren, Betain unterrühren. Solange mit einem Spatel rühren, bis es eine dickliche Masse ergibt.

■ Sollte Ihnen das Basisduschgel zu dünn sein, geben Sie Rewoderm (ein Verdicker auf Tensidbasis) oder 1–2 Msp. Xanthan dazu und rühren Sie sofort um.

■ Ein paar Minuten quellen lassen und nachprüfen, ob Ihnen die Konsistenz zusagt.

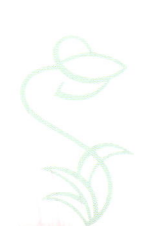

Sanfter Badespaß für die ganze Familie

Tensid	Wirkstoffe
120 g Basistensid oder fertiges Zuckerrübentensid 5 g Mandelöl	4 g Squalan 1 g D-Panthenol
evtl. 2 Tr. flüssige Lebensmittelfarbe 30–40 Tr. Parfumöl für ein Wannenbad 20–30 Tr. Parfumöl für Duschgel	evtl. 1 Msp. Xanthan zum Verdicken oder 1 TL Speisesalz zum Verdicken

Basistensid mit dem Öl und den Wirkstoffen in einer passenden Plastikflasche verschütteln, die Lebensmittelfarbe jetzt schon dazugeben, dann das Parfumöl und evtl. noch eine Msp. Xanthan zum Verdicken verwenden. Alles gut miteinander verschütteln.

Mildes Duschgel/Badeschaum für trockene Haut

Tensid	Wirkstoffe
120 g Basistensid oder fertiges Zuckerrübentensid 5 g Avocadoöl	1 EL Haarsoft (rückfettend) 15 Tr. Weizenkeimölfluid (rückfettend) 4 g Squalan
evtl. 2 Tr. flüssige Lebensmittelfarbe 30–40 Tr. Parfumöl für ein Wannenbad 20–30 Tr. Parfumöl für Duschgel	evtl. 1 Msp. Xanthan zum Verdicken

■ Basistensid mit dem Öl und den Wirkstoffen in einer passenden Plastikflasche verschütteln, die Lebensmittelfarbe jetzt schon dazugeben, dann das Parfumöl und evtl. noch eine Msp. Xanthan zum Verdicken verwenden. Alles gut miteinander verschütteln. Auch als mildes Haarshampoo zu verwenden.

Sanftes Duschgel-Peeling mit Jojobaperlen

90 g Basistensid
1 Msp. Guarkernmehl (= 0,3 g)
2–3 EL Peeling-Granulat z. B. Jojobagrains
5 g Distelöl
15 Tr. Parfumöl

■ Xanthan sofort mit dem Duschgel vermengen. Gut durchrühren. Das Peeling-Granulat dazugeben und ebenfalls gut vermengen. Dann das Parfumöl dazu, in eine Plastikflasche abfüllen.

Shampoos

Aus unserem neutralen Basistensid lassen sich sanfte und hochwirksame Shampoos machen. Diese milde Pflege schont die empfindliche Kopfhaut vor dem Austrocknen und beugt Schuppenbildung vor. Sie werden nie wieder gekauftes Shampoo verwenden wollen. Wir benutzen kein Silikon, das normalerweise in allen Shampoos enthalten ist und vom Körper so schlecht abgebaut werden kann, sondern die natürliche Variante »Squalan«!

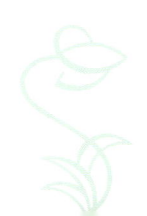

Bevor Sie beginnen, bereiten Sie sich bitte eine Salzsole zu, indem Sie ca. 30 g Wasser mit vorerst 3 TL Salz (Meeressalz, Tafelsalz oder Himalayasalz) vermischen. In ein Fläschchen abfüllen und immer wieder schütteln. Es sollte eine gesättigte Lösung erreicht werden (d. h. die Salzkristalle lösen sich nicht weiter auf). Diese Sole verwenden wir als natürlichen Verdicker unserer Shampoos.

Shampoo bei trockenem Haar

Tensid 1	Wirkstoffe 2
80 g Basistensid oder Zuckerrübentensid	1 TL Sole 4 TL Aloe-vera-Wasser 1 Msp. Sorbit 10 Tr. Gurkenextrakt 10 Tr. Aloe vera 10-fach 1 TL Haarsoft 3 g Squalan
10–25 Tr. Parfumöl 3	evtl. 1 Msp. Guarkernmehl zum Verdicken 4

■ Geben Sie in eine Plastikflasche die Wirkstoffe Sole, Wasser, Sorbit und Gurkenextrakt und schütteln Sie diese Mischung gut durch.

■ Dann Squalan und Haarsoft dazugeben, wieder verschütteln.

■ Jetzt das Parfumöl dazugeben und mit dem Basistensid bis knapp einen Finger unter den Flaschenrand auffüllen und sofort verschütteln.

■ Sollte die Mischung zu dünn sein (das bewirken sehr oft die Parfumöle!) dann noch 1 Msp. Guarkernmehl dazugeben und kräftig schütteln.

Lassen Sie dieses Shampoo ca. 2–3 Minuten einwirken. So entfaltet sich die milde Wirkung am besten.

Anti-Schuppen-Shampoo

Tensid 1	Wirkstoffe 2
80 g Basistensid oder Zuckerrübentensid	1 TL Sole 4 TL Aloe-vera-Wasser 10 Tr. Aloe vera 10-fach 30 Tr. Hamamelisextrakt 1 TL Haarsoft 3 g Squalan
10–25 Tr. Parfumöl 3	evtl. 1 Msp. Guarkernmehl zum Verdicken 4

■■■ Geben Sie in eine Plastikflasche die Wirkstoffe Sole, Wasser und Hamamelisextrakt und schütteln Sie diese Mischung gut durch.

■■■ Dann Squalan und Haarsoft dazugeben, wieder verschütteln.

■■■ Jetzt das Parfumöl dazugeben und mit dem Basistensid bis knapp einen Finger unter den Flaschenrand auffüllen und sofort verschütteln.

■■■ Sollte die Mischung zu dünn sein (das bewirken sehr oft die Parfumöle!) dann noch 1 Msp. Guarkernmehl dazugeben und kräftig schütteln.

■■■ Massieren Sie dieses Shampoo wirklich gut in die Kopfhaut ein und lassen Sie es gut 2 Minuten einwirken.

Shampoo bei fettendem Haar

Tensid	1	Wirkstoffe	2
80 g Basistensid oder Zuckerrübentensid		1 TL Sole 1 Msp. Allantoin 20 Tr. Teebaumfluid 5 Tr. Rosmarin äth. Öl (nimmt Fett) 7 Tr. Lemongrasöl	

▬ Geben Sie in eine Plastikflasche Sole, Allantoin und das Teebaumfluid. Schütteln Sie diese Mischung gut durch.

▬ Jetzt die ätherischen Öle dazugeben und mit dem Basistensid bis knapp einen Finger unter den Flaschenrand auffüllen und sofort verschütteln.

▬ Sollte die Mischung zu dünn sein (das bewirken sehr oft die Parfümöle!) dann noch 1 Msp. Guarkernmehl dazugeben und kräftig schütteln.

TIPP

Mit diesem Shampoo haben Sie aber auch gleichzeitig ein »Morgenmuffel«-Duschgel, denn was fürs Haar gut ist, ist auch für den Körper bestens geeignet. Diese ätherischen Öle wirken anregend, aufmunternd und wecken die Lebensgeister.

Mildes Shampoo für alle Tage

Tensid   1

90 g Basistensid oder
Zuckerrübentensid

Wirkstoffe   2

1 TL Sole
5 TL Aloe-vera-Wasser oder
Neroliwasser
1 Msp. Sorbit
2 g Squalan
10–20 Tr. Parfumöl

■ Geben Sie in eine Plastikflasche Sole, Wasser und Sorbit und schütteln Sie diese Mischung gut durch.

■ Dann Squalan dazugeben, wieder verschütteln.

■ Jetzt das Parfumöl dazugeben und mit dem Basistensid knapp einen Finger unter den Flaschenrand auffüllen und sofort verschütteln.

■ Sollte die Mischung zu dünn sein (das bewirken sehr oft die Parfumöle!) dann noch 1 Msp. Guarkernmehl dazugeben und kräftig schütteln.

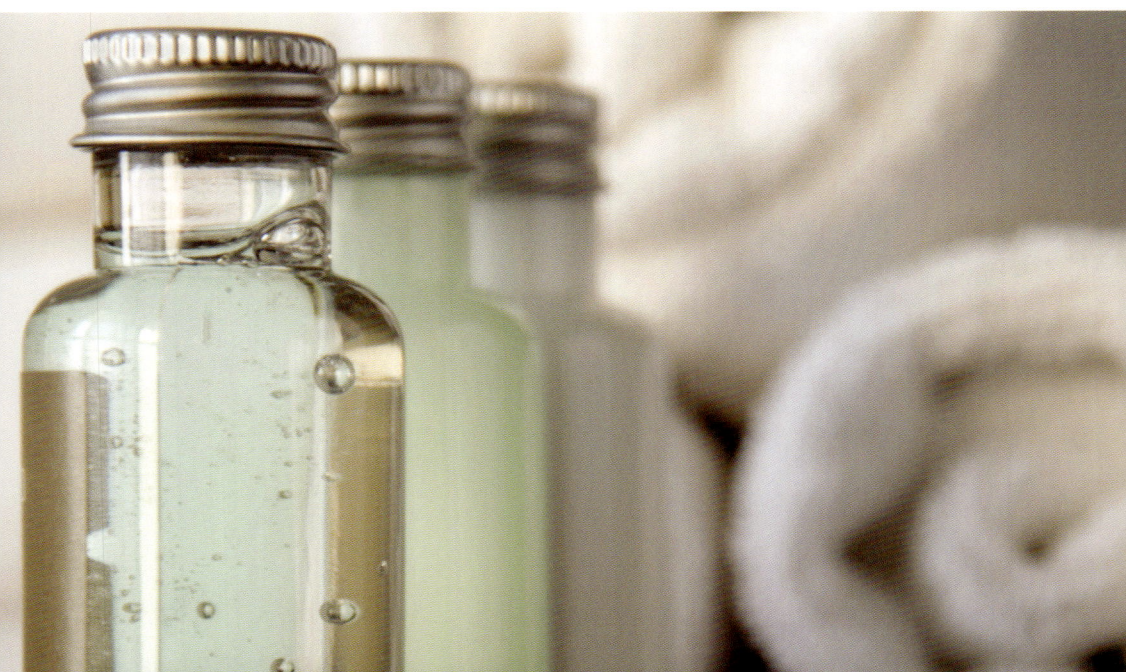

Lippenpflege

Diese wunderbaren Pflegestifte helfen, Ihre Lippen weich und geschmeidig zu erhalten. Sie müssen nur mehr 3–4 mal täglich aufgetragen werden, da sie lange anhalten und nicht austrocknen wie manche Kaufprodukte!

Leere Stifthülsen zum Selberbefüllen gibt es bei kosmetischen Rohstoffhändlern. Hülsen von gekauften Pflegestiften funktionieren leider nicht, da sie an der Unterseite meist Löcher haben und die Masse durchlaufen würde. Natürlich können Sie die Ergebnisse der Rezepte für die Pflegestifte auch in Döschen abfüllen.

Cremige Lippenpomade

2 g Bienenwachs
13 g Rizinusöl oder Avocadoöl
1–2 Tr. Sanddornfruchtfleischöl
1/2 Moccalöffelchen Honig

reicht für 2–3 kleine Döschen

Bienenwachs und Öl miteinander verschmelzen und etwas abkühlen lassen, das Sanddornöl dazugeben und kurz bevor die Masse anzudicken beginnt, den Honig dazugeben (sonst schwimmt er obenauf).

Schützender Pflegestift (für 2 Stifte)

2 g Bienenwachs
8 g Rizinusöl oder Avocadoöl
4 g Kakaobutter

▬ Alle Zutaten sanft miteinander verschmelzen und in Lippenpflege-stifte eingießen.

Luxus-Pflegestift (für 2 Stifte)

2 g Bienenwachs
3 g Kakaobutter
3 g Sheabutter

7 g Rizinusöl oder Macadamianussöl
evtl. 2 Msp. Perlglanzpigment
3 Tr. Lebensmittelaroma

▬ Bienenwachs, Kakaobutter und Öl sanft miteinander verschmelzen, vom Herd nehmen und dann erst die Sheabutter dazugeben. Wenn alles geschmolzen und ein wenig abgekühlt ist, Perlglanzpigment und Lebens-mittelaroma dazugeben und in die Stifte eingießen.

TIPP

Probieren Sie die Konsistenz der Lippenpflege, indem Sie einen Tropfen der Masse auf einen kalten Löffel tropfen, erstarren lassen und darauf drü-cken. Ist die Konsistenz zu fest, geben Sie in Ihre Masse noch ein wenig Öl (ca. 2 g), ist die Konsistenz zu weich, geben Sie noch ein paar Blättchen Bienenwachs dazu und gießen erst dann ab! Ist doch ganz einfach, nicht?

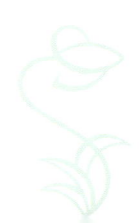

Deodorants

Gut riechen, auch an heißen Tagen. Jetzt lernen Sie einen neuen Wirkstoff kennen, Farnesol.
Es wirkt gegen jene Bakterien, die für den Schweißgeruch verantwortlich sind. Da es öllöslich ist, schwimmt es obenauf und Sie müssen Ihr Deo vor Gebrauch immer kräftig aufschütteln – eine sogenannte Schüttellotion.

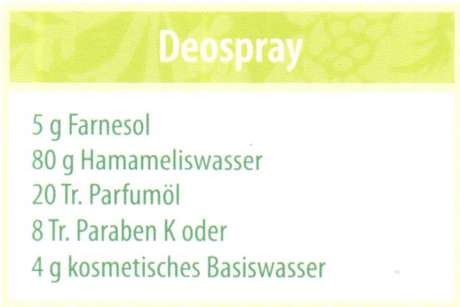

Deospray

5 g Farnesol
80 g Hamameliswasser
20 Tr. Parfumöl
8 Tr. Paraben K oder
4 g kosmetisches Basiswasser

Alle Rohstoffe miteinander verschütteln und in eine Sprayflasche abfüllen. Vor Gebrauch schütteln.

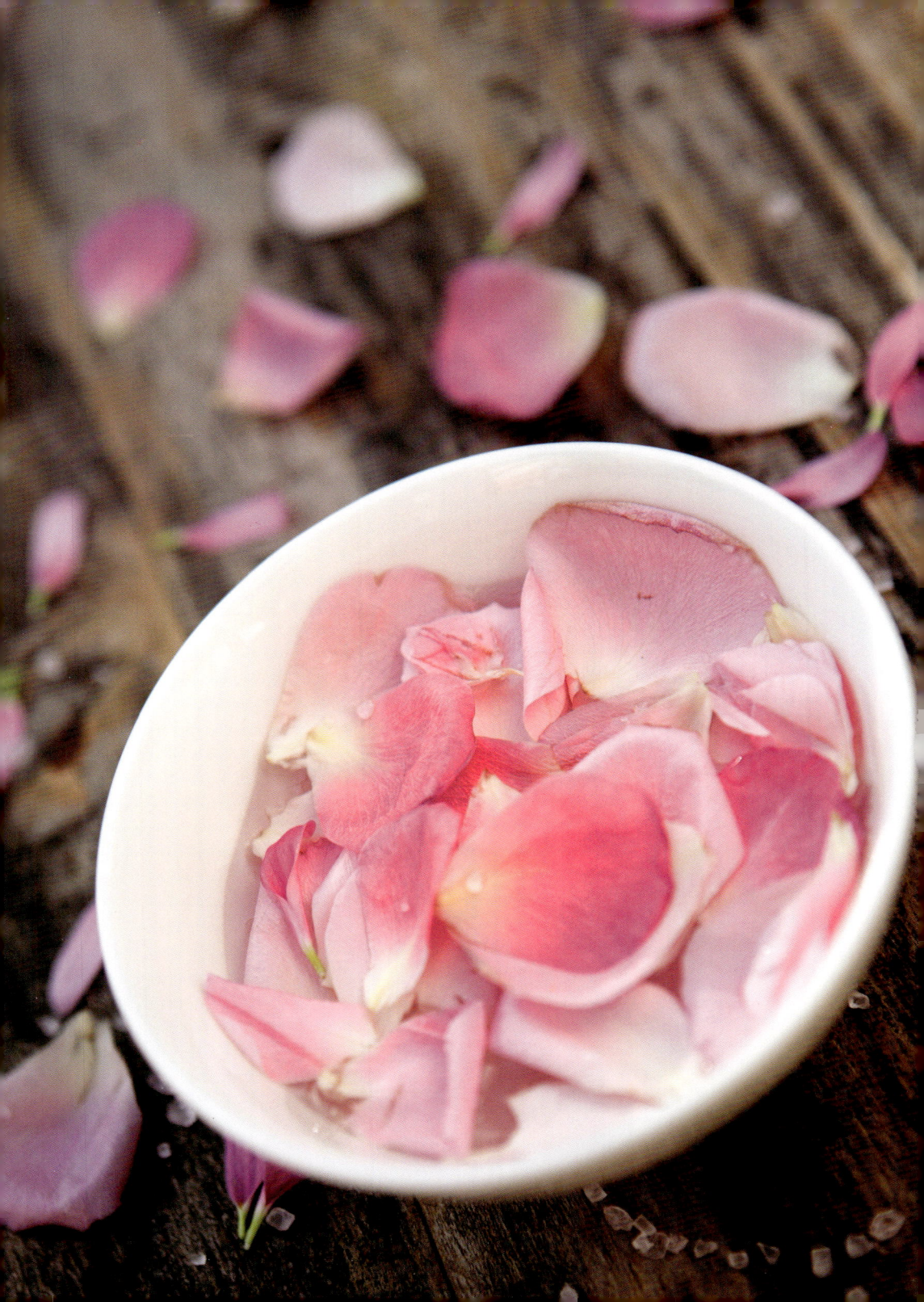

Deo-Roll-on

Wasserphase 1

- 2,5 g Farnesol
- 25 g Hamameliswasser
- 20 g Neroliwasser
- 0,2 g Guarkernmehl

Wirkstoffphase 2

- 20 Tr. Salbeiextrakt
- 1 TL weiße Tonerde (wenn vorhanden)
- 10–15 Tr. Parfumöl

Konservierung 3

- 5 Tr. Paraben K oder
- 2 g kosmetisches Basiswasser

■ Farnesol, die Wässerchen und eine Msp. Guarkernmehl sofort miteinander verrühren, sodass ein leichtes Gel entsteht. In dieses Gel nun den Salbeiextrakt und wenn Sie möchten 1 TL weiße Tonerde.

■ Mit dem Lieblingsduft beduften, konservieren und in einen Roll-on-Spender abfüllen!

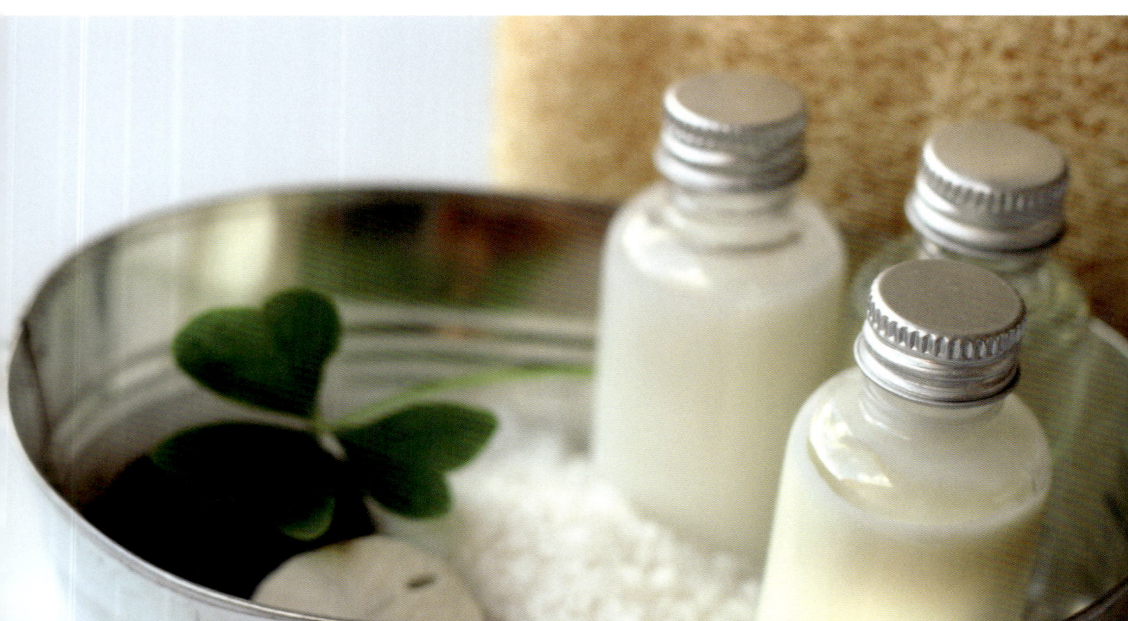

Fußpflege

Der Beginn einer gelungenen Fußpflege ist ein kühlender, gut riechender Fußspray, der Schweiß »schluckt« und Sie den ganzen Tag angenehm begleitet. Nach dem Schuheausziehen, speziell im Winter, wenn man Stiefel lange trägt, tut ein kurzer Spray in die Schuhe gut – ein richtiges »Riechwunder«.

Fuß-Deo (Schüttellotion)

Wasserphase

5 g Farnesol (Deowirkstoff)
70 g Hamameliswasser
30 Tr. Salbeiextrakt
1 EL Talkum, Kaolin oder Tonerde
10 Tr. äth. Pfefferminzeöl

Alle Zutaten in eine Sprayflasche geben und vor dem Gebrauch kräftig aufschütteln!

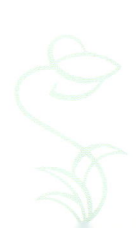

Diese Fußcreme macht streichelzarte Füße, Harnstoff löst die Verhornungen, Hanföl sorgt für intensive Pflege und das ätherische Minzeöl kühlt angenehm.

Fußcreme mit Urea

Fettphase 1
4 g Emulsan
15 g Hanföl
5 g Sheabutter
1 g Cetylalkohol

Wasserphase 2
30 g Aloe-vera-Wasser
4 g Harnstoff (Urea)

Wirkstoffphase 3
10 Tr. D-Panthenol
8 Tr. äth. Pfefferminzeöl

Konservierung 4
6 Tr. Paraben K oder
3 g kosmetisches Basiswasser

■ Alle Rohstoffe der Fettphase erwärmen (im Becherglas oder im Schraubglas im Wasserbad) und schmelzen.

■ Im anderen Becher- oder Schraubglas den Harnstoff mit dem Aloe-vera-Wasser erwärmen, bis er sich gelöst hat.

■ Wasserphase in die Fettphase geben und kräftig rühren.

■ In die handwarme Creme nun die Wirkstoffe und die Konservierung geben.

TIPP

Erhöhen Sie die Harnstoffmenge auf 7 g und Sie haben eine stärkere hornhautauflösende Wirkung! Übrigens können Sie Urea auch so zu einem Fußbad verarbeiten. Einfach in einer Waschschüssel 2 EL Urea auflösen und für ca. 10 Minuten die Füße darin baden. Während dieser Zeit tauchen Sie zwei Wattepads in dieses konzentrierte Wasser und legen sie auf die rauen Ellenbogen – das wirkt Wunder!

Sonnenschutz

Die meisten der Sonnenschutzfilter sind chemisch. Aber uns Selbstrührer/innen steht eine absolut natürliche Variante zur Verfügung, um unsere Sonnenmilch herzustellen. Ich stelle sie mir zu jedem Urlaub neu her und bin immer wieder von der Wirkung begeistert.

Wir verwenden SoFi-Tix Breitband. SoFi-Tix ist ein mineralisches weißes Pulver, eine Mischung aus Titandioxid und Zinkoxid. Es ist ein wunderbarer UV-A und UV-B Filter. Damit erzeugen wir Sunblocker, d.h. die Haut bräunt nur leicht, bleibt aber gesund!

Sunblocker – Sonnenmilch

Fettphase 1

8 g Lamecreme
10 g Jojobaöl
10 g Avocadoöl
10 g Sheabutter

12 g SoFi-Tix Breitband

Wasserphase 2

50 g Aloe-vera-Wasser
50 g Neroli- oder dest. Wasser

Wirkstoffphase 3

10 Tr. D-Panthenol
5 Tr. Vitamin E
5 Tr. Vitamin A
10 Tr. Aloe vera 10-fach
10 Tr. Gurkenextrakt

7–10 Tr. Parfumöl

Konservierung 4

15 Tr. Paraben K oder
7,5 g Weingeist oder
kosmetisches Basiswasser

■■■ Alle Rohstoffe der Fettphase erwärmen (im Becherglas oder im Schraubglas im Wasserbad) und schmelzen. SoFi-Tix dazugeben und gut verrühren, sodass die kleinen weißen Kügelchen des SoFi-Tix sich gut in der Masse auflösen (wird sehr weiß).

■■■ Im anderen Becher- oder Schraubglas die Rohstoffe der Wasserphase erwärmen und unter ständigem Rühren in die warme Fettphase geben und ca. 1 Minute kräftig mixen.

■■■ Danach so warm wie möglich in die Lotionflasche gießen und in ein kaltes Wasserbad stellen.

■■■ In die handwarme Lotion nun die Parfumöle und die Konservierung geben und kräftig durchschütteln.

TIPP

Damit sich SoFi-Tix leichter löst, verwenden Sie zum Rühren der Sonnenmilch den Pürierstab. Durch die schnelle Umdrehung verteilen sich die mikroskopisch kleinen Kügelchen besser in der Lotion, und es setzt sich nichts ab!

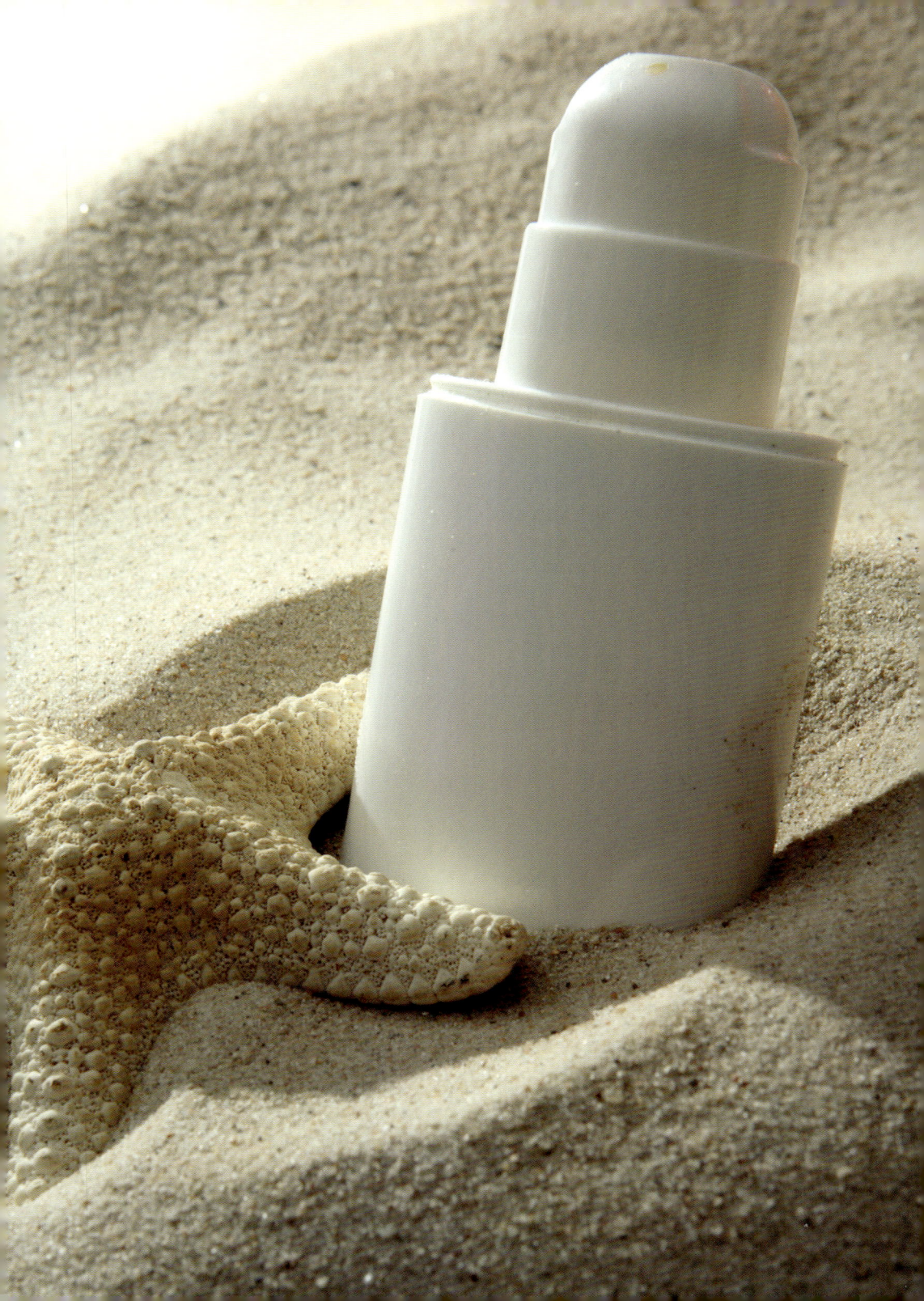

Der folgende Spray hat schon vielen Personen mit Tendenz zur Mallorca-Akne sehr gut geholfen. Bereits vor dem Sonnenbad damit einsprayen, dann wie gewohnt eincremen und zwischendurch immer wieder Spray auftragen. Auch als wirksamer After-Sun-Spray zu verwenden. Er kühlt, beruhigt, neutralisiert.

Anti-Sonnenallergie-Spray (Mallorca-Akne) Schüttellotion

Wasserphase 1
90 g Aloe-vera-Wasser
4 g D-Panthenol
5 g Meristemextrakt
15 Tr. Aloe vera 10-fach
15 Tr. Vitamin E
evtl. 5 g Parsun (Sonnenschutz)

Konservierung 2
10 Tr. Paraben K

▬ Alle Zutaten in eine Flasche füllen und gut verschütteln.

Babypflege

Bei der Babypflege sollten Sie besonders auf sanfte, milde und reizarme Zutaten achten. Ein neuer Wirkstoff erwartet Sie: Bisabolol ist der Hauptwirkstoff der Kamille, entzündungshemmend, beruhigend, regenerierend, öllöslich, ohne allergene Wirkung!

Babycreme

Fettphase 1	Wasserphase 2
10 g Mandelöl 10 g Jojobaöl 3 g Lamecreme	25 g Aloe-vera-Wasser

Wirkstoffphase 3	4
5 Tr. D-Panthenol 5 Tr. Bisabolol evtl. 3 Tr. Parfumöl	In Tubenflasche abfüllen! Bewusst ohne Konservierung! Daher kühl aufbewahren!

▬ Alle Rohstoffe der Fettphase erwärmen (im Becherglas oder im Schraubglas im Wasserbad) und schmelzen.

▬ Im anderen Becher- oder Schraubglas die Rohstoffe der Wasserphase erwärmen und unter ständigem Rühren in die warme Fettphase geben und ca. 1 Minute kräftig mixen. Ins kalte Wasserbad stellen und weiterrühren.

▬ In die handwarme Creme nun die Wirkstoffe einzeln unterrühren.

Baby-Ölgel

Fettphase

    50 g Mandelöl
    35 g Hanföl
    10 g Sheabutter
    2 g Ceralan
    evtl. 5 Tr. Parfumöl
    evtl. 7 Tr. Bisabolol

■ Die Öle und Ceralan sanft miteinander verschmelzen lassen, vom Herd nehmen und dann in die Restwärme die Sheabutter geben. Verrühren, bis auch die Sheabutter sich aufgelöst hat. Bisabolol darunter rühren und in ein weiches Plastikfläschchen füllen.

■ Wohltuend für jeden Baby-Po, entzündungshemmend und heilend für den wunden Po. Die Mütter können es gleich als sanftes Abschminköl verwenden – ein richtiges Mutter & Kind-Ölgel.

Baby-Ölbad »Gute Nacht«

    85 g Distelöl
    12 g Fluidlecithin BE
    20 Tr. äth. Lavendelöl

■ Alle Zutaten in eine Plastikflasche füllen und gut durchschütteln.

■ 1–2 TL pro Bad genügen!

■ Lavendel wirkt sehr beruhigend, aber auch entzündungshemmend. Daher ist es besonders als Abend-Ölbad geeignet. Es hinterlässt einen wunderbar pflegenden Film auf Babys Haut und schenkt Ruhe und gute Träume.

Mit diesen guten Träumen endet nun der Rezeptteil.

Ich könnte Ihnen ja noch stundenlang Rezepte aufschreiben, es gibt einfach so viele tolle Möglichkeiten, aber dies soll ja ein Einsteigerbuch werden.

Eines fehlt aber noch, nämlich die Möglichkeit selber Rezepte zu gestalten.

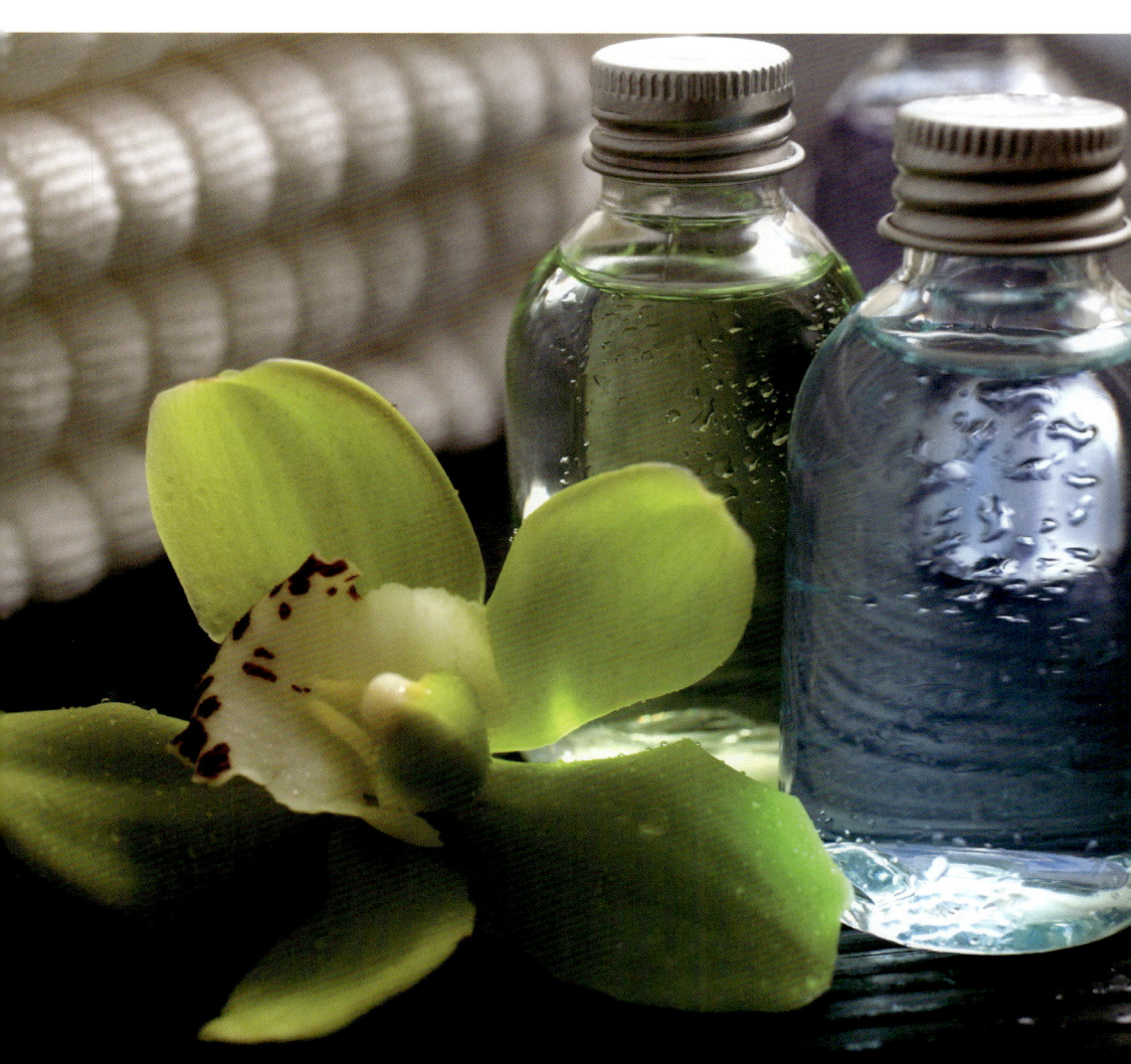

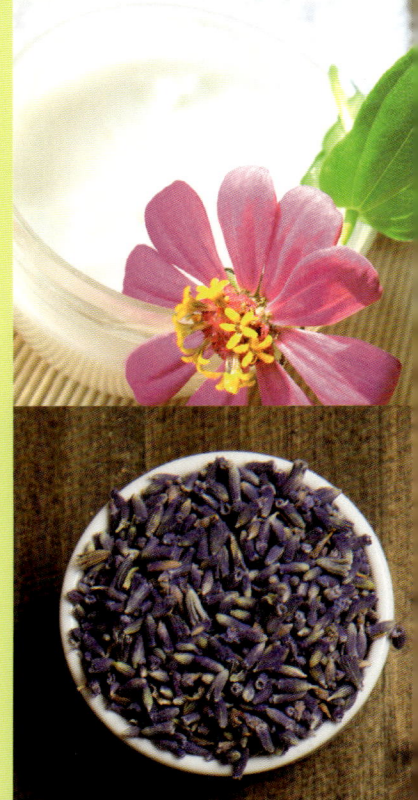

Gut, Sie haben genug nach Rezeptvorgabe gerührt und möchten endlich mal eine eigene Creme oder Lotion herstellen. Gerne gebe ich Ihnen Anhaltspunkte und Basisrezepte, die Sie nach eigenen Vorstellungen abändern können!

Kombinieren Sie bitte den Emulgator Tegomuls NIE mit Aloe-vera-Wasser! Tegomuls mag es nicht sauer, Aloe vera ist sauer, und die Creme würde »ausflocken« (sich trennen).

Leichte Creme	
Fettphase 1	**Wasserphase** 2
3–4 g Emulgator (bei Tegomuls nur 3 g) 14 g Öl nach Hauttyp für eine leichte Creme	25 g Flüssigkeit für eine festere Creme 30 g Flüssigkeit für eine softere Creme
Wirkstoffe nach Wahl 3	

Konservierung

Zählen Sie nun die gesamte Gramm-Anzahl zusammen (also Emulgator, Öle, Flüssigkeiten). 1–2 Tr. Paraben K auf 10 Gramm fertige Creme, d.h. bei 50 g Creme 5–10 Tropfen!

Oder 5% der verwendeten Wassermenge ausrechnen und diesen Anteil an kosmetischem Basiswasser zur Konservierung in die fertige Creme geben! D.h. bei 30 g Wasserphase sind 5% 1,5 g. Wir geben also 1,5 g kosmetisches Basiswasser in die fertige Creme!

Gehaltvolle Creme

Fettphase 1

   3–4 g Emulgator
   12 g Öl nach Hauttyp
   6 g festes Fett wie z. B. Kakaobutter,
   Babassuöl, Mangobutter oder Sheabutter (immer in die Restwärme!)

Wasserphase 2

   25 g Flüssigkeit für eine festere Creme
   30 g Flüssigkeit für eine softere Creme

3

   Wirkstoffe nach Wahl

Konservierung

Zählen Sie nun die gesamte Gramm-Anzahl zusammen (also Emulgator, Öle, Flüssigkeiten). 1–2 Tr. Paraben K auf 10 Gramm fertige Creme, d.h. bei 50 g Creme 5–10 Tropfen!

Oder 5% der verwendeten Wassermenge ausrechnen und diesen Anteil an kosmetischem Basiswasser zur Konservierung in die fertige Creme geben! D.h. bei 30 g Wasserphase sind 5% 1,5 g. Wir geben also 1,5 g kosmetisches Basiswasser in die fertige Creme!

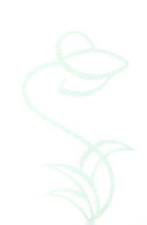

Bodylotion

Fettphase — 1

6–8 g Emulgator (6 für dünnflüssig, 8 für festere Konsistenz)
20 g Öl oder 14 g Öl + 6 g festes Fett
1 Msp. Xanthan (für das bessere Auftragegefühl – »gleitet«)

Wasserphase — 2

150 g Flüssigkeit nach Wahl

Wirkstoffphase — 3

10–15 Tr. Squalan (nimmt Lotion das »Weißeln« beim Auftragen)
Rest nach Wahl

Konservierung

Zählen Sie nun die gesamte Gramm-Anzahl zusammen (also Emulgator, Öle, Flüssigkeiten). 1–2 Tr. Paraben K auf 10 Gramm fertige Creme, d.h. bei ca. 180 g Lotion 18–36 Tropfen!

Oder 5% der verwendeten Wassermenge ausrechnen und diesen Anteil an kosmetischem Basiswasser zur Konservierung in die fertige Creme geben! D.h. bei 180 g Wasserphase sind 5% 9 g. Wir geben also 9 g kosmetisches Basiswasser in die fertige Creme!

So, ich denke, damit sind Sie fit für eigene Kreationen. Wenn Sie einen Anhaltspunkt für die Auswahl der Rohstoffe haben wollen, dann sehen Sie sich die Tabellen auf Seite 134 an. Hier können Sie die für Ihren Hauttyp passenden Rohstoffe aussuchen.

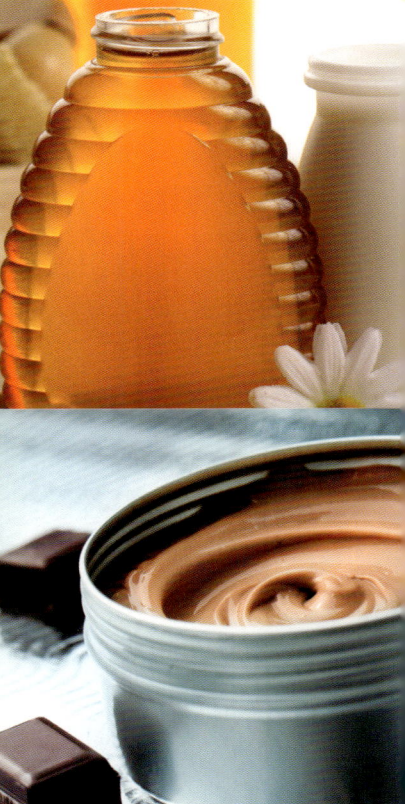

Um Ihnen auch ein wenig Einblick in die Praxis der anderen Rührer/innen zu geben, habe ich meine Kursteilnehmer/innen gebeten, Ihnen das eine oder andere »Geheimrezept« zu überlassen. Das waren alle mal Anfänger/innen wie Sie, und wie Sie merken, haben sie alle tolle Rezepte erdacht, verändert, ausprobiert und als wirklich gut befunden.

Ich möchte mich herzlich bei allen bedanken, die helfen, Ihnen dieses wunderbare Hobby noch näher zu bringen und die aus dem »Nähkästchen« plaudern.

Karin T. Südtirol / Bozen

Nach meinem Kurs in der Kosmetikmacherei in Wien hat sich in meiner Freizeit wirklich alles geändert. Meine Gedanken kreisen nur mehr darum: »Wie kann ich diese oder jene Creme noch verbessern«, abgesehen davon, dass meine ganze Familie beglückt werden möchte. Ich habe mich sehr gefreut, als Petra mich bat, Ihnen eines meiner Lieblingsrezepte vorzustellen.

Gesichtsmousse für die trockene Haut: große Menge – ca. 100 ml und sehr schaumig

Fettphase
7 g Emulsan
10 g Jojobaöl
10 g Macadamianussöl
10 g Sheabutter (immer in die Restwärme geben!)

Wasserphase
70 g Neroliwasser (sehr gut bei empfindlicher Haut)
1 Msp. Sorbit (gut für die Feuchtigkeit)

Wirkstoffe
5 Tr. Vitamin A
5 Tr. Vitamin E
10 Tr. Aloe vera 10-fach
10 Tr. Squalan

Mein Trick ist, dass ich diese Creme mit 2 Quirlen meines Handmixers richtig »aufschlage«. Das funktioniert deshalb, weil ich die Sheabutter sehr klein schneide und nur leicht in der fertigen Fettschmelze anlöse, also nicht komplett auflösen, sondern nur ein wenig ziehen lassen und dann sofort losrühren. Dann die Flüssigkeit dazu, kurz rühren und sofort in ein kaltes Wasserbad stellen und kräftig weiterrühren, bis sie handwarm ist – das macht die Creme so moussig, fast wie Schlagsahne.
Viel Spaß beim Nachrühren!

Silke Heimann / Stuttgart

Hallo an alle Einsteiger/innen!
Meinen letzten Wien-Aufenthalt nutzte ich, um bei Petzi, die ich aus einem Internet-Beauty-Forum kannte, einen Kurs zu belegen. Übrigens – Wien ist eine großartige Stadt und immer eine Reise wert! Ich bin sehr stolz, bei ihrem 2. Buch mitarbeiten zu können, wo ich doch schon ihr erstes verschlungen habe! Also hier ist mein Beitrag!

Feste Körperbutter im Stück

30 g Kakaobutter
30 g Sheabutter
15 g Macadamianussöl

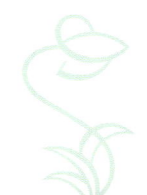

10 g Lamecreme
15–20 Tr. Parfumöl oder ätherisches Öl (Vorsicht bei Allergien)
evtl. 1 TL Tonerde in diversen Farben

Macadamianussöl, Lamecreme und Kakaobutter auf ganz kleiner Stufe schmelzen. Bitte nicht zu heiß werden lassen, sonst wird die fertige Körperbutter zu matschig!
Wenn alle Komponenten miteinander verschmolzen sind, den Schmelzbecher vom Herd ziehen und die kleingeschnittene Sheabutter in die Restwärme geben. Es schmilzt von selbst komplett auf, dann gebe ich rosa oder grüne Tonerde dazu, bedufte es und gieße es in eine Madeleine-Silikonform (stäbchenförmig).

Danach sofort in den Kühlschrank geben und ca. 1 Stunde später die festen Stücke herausholen. Sie schmelzen sanft bei Körpertemperatur und machen ganz zarte Haut.

Ute S. / München

Hallo an Alle,
ich soll Euch ein Rezept überlassen, das einfach ist, schnell geht und nicht zu viele Rohstoffe verbraucht. Gut, hier hab ich es. Dafür braucht man wirklich keine akademische Ausbildung, es geht ganz einfach. Traut Euch nur!

In Ermangelung einer Badewanne kann ich nur ein wunderbares Duschöl anbieten, das toll riecht und schon unter der Dusche die Haut pflegt. Der absolute Hammer ist aber, dass ich dieses Duschgel nach dem Duschen nochmals pur auf die Haut auftragen kann, ohne es wieder abzuwaschen, denn so wie es ist, ist es auch ein supertolles Körperöl, das schnell einzieht – also ein richtiges 2-in-1 Produkt!

124

Dusch- und Körperöl ca. 120 ml

100 g Mandelöl
14 g Mulsifan – ein flüssiger Emulgator
10 Tr. Squalan
1 TL Haarsoft
25 Tr. Parfumöl
evtl. 1 Tr. Lebensmittelfarbe

Alles einfach nur zusammentun, schütteln und ab unter die Dusche! Ich liebe es und habe für eine Freundin eines mit ca. 10 Tropfen ätherischem Rosmarinöl und 10 Tropfen Lemongrasöl gemacht. Sie sagt, das ist ein richtiger Muntermacher für Morgenmuffel!

Alles Liebe und viel Spaß damit. Ute

Susanne Meyer / Wien

Liebe Einsteiger/innen,
wie war ich vor meinem ersten Kurs in der Kosmetikmacherei aufgeregt. Ich konnte mir gar nicht vorstellen, dass man Kosmetik so professionell selber machen kann. Aber Frau Doleschalek hat uns sofort die Angst genommen und uns versichert, dass wir am Ende des Kurses alle Produkte, die man »draußen« kaufen kann, selber nachmachen werden können. Inzwischen habe ich eigentlich alle Kurse, die die Kosmetikmacherei veranstaltet, besucht und bin richtig »süchtig« danach geworden. Ich kaufe nichts mehr, ich rühre alles selbst.

Ich freue mich, Ihnen nun mein Lieblingsrezept weitergeben zu können. Dieses Gel schenkt pure Feuchtigkeit und Pflege – auch für ganz empfindliche,

125

Haut, da Nachtkerzen- und Emuöl drinnen ist. Ich verwende es im Winter unter der Tagescreme und im Sommer anstatt einer Creme, weil ich eher feuchtigkeitsarme Haut habe.

Hyaluron-Gel

Gelzutaten
30 g Neroliwasser
0,2 g Xanthan (das ist ein Gelbildner)

Wirkstoffe und Emulgator
2,5 g Hyaluronsäure flüssig (das ist ein Hochkonzentrat)
15 Tr. Nachtkerzenöl
15 Tr. Emu- oder Arganöl
7 Tr. D-Panthenol
2 Tr. Sanddornöl
10 Tr. Squalan
evtl. 10 Tr. Kaviarextrakt (muss aber nicht sein)
2 Tr. Parfumöl – ich nehme immer Neroliduft, da bin ich süchtig drauf!
evtl.1 TL Fluidlecithin super als Emulgator

Konservierung
5 Tr. Paraben K

Aus dem Neroliwasser und dem Xanthan flott ein Gel rühren. Bitte sofort, wenn Sie das Xanthan reingeben, losrühren, so entstehen keine Klümpchen. Diese noch trübe Masse einfach 10 Minuten stehen und quellen lassen. In das fertige Gel alle Wirkstoffe dazugeben und umrühren. Es ist eigentlich ein Schüttelgel, denn Öl und Wasser werden sich trennen, was mich gar nicht stört. Wenn Sie ein kompaktes Gelfluid haben wollen, so müssen Sie noch ca. 1–2 TL Fluidlecithin super dazugeben, dann bleibt alles zusammen.

Ich gebe ca. 5 Tropfen Paraben K dazu, da es nicht riecht und mein Gel ca. 6 Monate vor dem Verderben schützt.

Es geht wirklich einfach und schnell, bitte keine Angst davor, Sie können es sicher auch!

Liebe Grüße aus Wien
Susanne

Marietta Schönburg / Niederösterreich

Meine lieben Damen,
ich komme aus einer Generation, die es nicht so gut hatte wie heute. Wir waren zu Kriegszeiten darauf angewiesen, zu verwenden, was gerade da war. Aber auch wir wollten damals schön sein, nur hatten wir ja keine Cremes oder Pflegemittel. Wasser und Kernseife haben aber auch uns nicht geschadet. Es macht mir großen Spaß, meine Kosmetik nun selber zu machen und auch als Pensionistin mit kleinem Einkommen hochwertige Rezepte zu erstellen. Meine Töchter und meine Enkelkinder sind von den »Künsten« der Omi ganz begeistert!
Mein Lieblingsrezept, mit dem ich meine »Alte Damenrunde« sehr beglücken kann, ist folgendes:

LUXUS-SERUM

2 g Kaviarextrakt (ölhaltig, nicht riechend!)
2 g Emuöl
3 Tr. Hyaluronsäure flüssig
5 Tr. Squalan

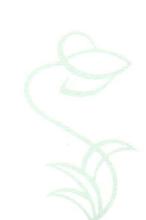

3 Tr. Vitamin A
3 Tr. Vitamin E
evtl. 1 Tr. Parfumöl – ich verwende Rose

Alle Zutaten werden einfach miteinander verrührt oder verschüttelt.
Es gibt so schöne kleine Pipettenflaschen mit silbernem oder goldenem Rand,
da fülle ich es ein. Es sieht so edel aus und ist ein wunderbares hochwertiges
Geschenk für Damen mit trockener, älterer oder empfindlicher Haut. Probie-
ren Sie es aus, Sie werden die »Lieblingsfreundin«!

Herzlichst Ihre
Marietta Schönburg

Andrea R./Wien

Liebe Petra,
da ich ja bei Dir sozusagen in die »Lehre« gegangen bin, freue ich mich nun,
Dir einen Beitrag überlassen zu können, um Dein Buch noch interessanter zu
machen. Du hast mich gebeten, mein »Geheimrezept« preiszugeben, dass in
meinem Freundeskreis nur mehr das Wunderwasser genannt wird.

Ich habe eine wirklich tolle Rezeptur, die nach dem Epilieren das Einwachsen
der Haare, Entzündungen und Rötungen verhindert. Ich habe lange getüftelt,
aber jetzt verwenden es alle meine Bekannten, sogar die Herren, weil es ebenso
gut eine Rasierpflege ist. Mit zusätzlichem Öl wird daraus ein Pflegespray.
Bitte lassen Sie sich nicht durch die vielen Zutaten verschrecken – wenn's doch
wirkt, ist alles erlaubt!

Epilierspray – das Wunderwasser

30 g Aloe-vera-Wasser
30 g Neroliwasser
20 g Hamameliswasser

Wirkstoffe
30 Tr. Aloe vera 10-fach
30 Tr. Meristemextrakt
15 Tr. Alpha Bisobolol (Kamillenextrakt)
1 TL ca. 1–2 g Haarsoft

3 Tr. äth. Lavendelöl
6 Tr. äth. Sandelholzöl

Konservierung
10 Tr. Paraben K oder Ähnliches – kein Alkohol bitte!
evtl. 10 g Emuöl (weil es besonders heilend ist)

Einfach alle Zutaten in eine Sprayflasche geben. Unbedingt diese ätherischen Öle verwenden, sie dienen hier nicht als Duft, sondern bewirken eine extreme Beruhigung der Haut!

Ich freue mich, wenn Sie dieses Rezept einmal ausprobieren!

Alles Gute
Andrea

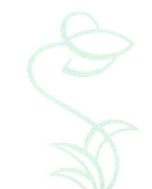

Hoi aus Zürich!
Als Mutter zweier Kinder kämpfe ich im Winter immer mit Fieberblasen meiner Kleinen. Mir dünkt dieser Stift sehr gut, den ich an ganz kalten Tagen auch als Kälteschutzstift für die Kinder verwende.

Winter-Lippenpflegestift mit Zusatzwirkung

4 g Bienenwachs werden mit 18 g Rizinusöl verschmolzen. Dann gebe ich in die nicht mehr so ganz warme Masse 2 Tropfen Sanddornöl und folgende ätherischen Öle:

2 Tr. Myhrre – gegen Fieberblasen
2 Tr. Melisse/oder evtl. Zitronenmelisse – gegen offene Mundecken
3 Tr. Zitrone – macht die Lippen weich

Damit es gut schmeckt, gebe ich noch ein kleines Löffelchen Cremehonig dazu und gebe es in die Stifte oder in Dosen.
Wenn wir zum Skifahren gehen, habe ich ihn immer dabei, da er auch als Kälteschutz-Stift auf die Wangen und die Nasen der Kinder kommt!

Liebe Grüsse nach Wien
Cordula Küttli

Liebe Frau Doleschalek,
ich freue mich sehr, dass Sie mich gefragt haben, ob ich bei Ihrem zweiten Buch mitmachen möchte. Natürlich habe ich das ganz stolz meinem Mann berichtet, er ist sehr begeistert und hat mit mir gemeinsam das Rezept ausgesucht. Genau das möchte ich Ihren Leser/innen auch erzählen, nämlich das ich die

Erfahrung gemacht habe, dass die Männer uns Frauen in diesem »Hobby« extrem bestärken. Eine Freundin von mir überlegt, ob sie sich nicht mit ihrem Mann mit einer eigenen Kosmetiklinie selbstständig machen soll. Sie sehen also, welche »Welle« Sie da ausgelöst haben. Aber nun zum Rezept.

Beruhigendes Feuchtigkeitsgel für trockene und empfindliche Haut

Wasserphase/Gelphase
20 g Sandelholzhydrolat – extrem beruhigend und herrlich duftend
20 g Aloe-vera-Wasser – feuchtigkeitsspendend, juckreizlindernd
10 g Lavendelhydrolat – beruhigend und heilend

0,2 Gramm Guarkernmehl oder Xanthan dazugeben und sofort rühren, sonst können Klümpchen entstehen. In dieses Gel nun die

Wirkstoffe
10 Tr. Vitamin-ACE-Komplex
10 Tr. Aloe vera 10-fach
10 Tr. Squalan (schwimmt ölig obenauf)
10 Tr. Weizenkeimölfluid

Duft nach Wahl, circa 10 Tropfen, oder aber 5 Tropfen ätherisches Sandelholzöl
Konservieren nicht vergessen! Circa 7 Tropfen Paraben K oder Heliozimt!

Dieses Gel verwende ich gerne am ganzen Körper, speziell nach dem Duschen, weil ich danach immer ein Spannen und Jucken verspüre. Man kann aber auch ein wenig Öl dazugeben, dann erhält man eine Schüttellotion.
Viel Freude beim »Nachbauen«

Anhang

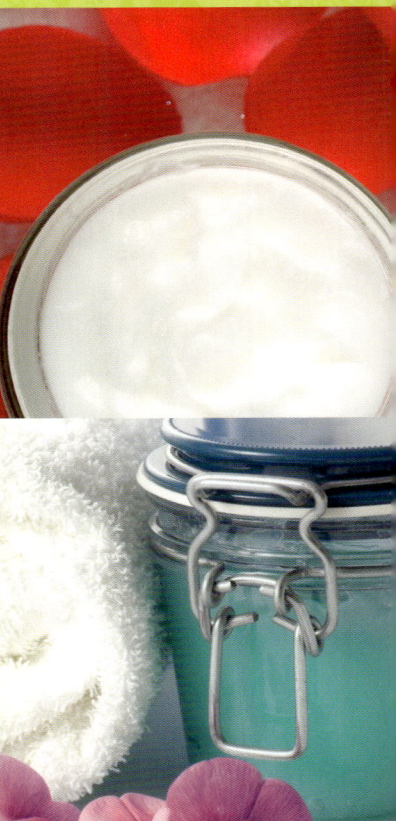

Tabellen

Rohstoffliste für die einzelnen Hauttypen

Wenn Sie Ihr eigenes Rezept gestalten wollen, helfen Ihnen diese Tabellen weiter, die richtigen Zutaten auszusuchen. So kann nichts mehr schiefgehen, und Sie können immer rasch nachschlagen.

Rohstoffe für trockene Haut

Öle	Flüssigkeiten	Wirkstoffe
Avocadoöl	Aloe-vera-Wasser	Allantoin
Babassuöl	Sandelholzhydrolat	Aloe vera 10-fach
Erdnussöl	Lavendelwasser	Harnstoff
Hanföl	Neroliwasser	Honig
Jojobaöl	Rosenwasser	Vitamin A
Kokosöl Virgin		Vitamin E
Macadamianussöl		D-Panthenol
Mandelöl		Gurkenextrakt
Sheabutter		Squalan
Weizenkeimöl		Glycerin

Rohstoffe für fettende und Mischhaut

Öle	Flüssigkeiten	Wirkstoffe
Babassuöl	Aloe-vera-Wasser	Harnstoff
Distelöl	Zitronenhydrolat	Aloe vera 10-fach
Sanddornfrucht-fleischöl (Akne)	Hamameliswasser	Urea
Hagebutten-/Wildrosenöl	Lavendelwasser	Teebaumfluid
Hanföl	Neroliwasser	Äth. Lavendelöl
Jojobaöl		D-Panthenol
Traubenkernöl		Vitamin E

Rohstoffe für reife Haut

Öle	Flüssigkeiten	Wirkstoffe
Avocadoöl	Aloe-vera-Wasser	Allantoin
Hagebutten-/	Lavendelwasser	Sorbit
Wildrosenöl	Neroliwasser	Aloe vera 10-fach
Jojobaöl	Rosenwasser	Harnstoff
Kakaobutter		Honig
Kokosöl		D-Panthenol
Sanddornfrucht-		Vitamin A
fleischöl		Vitamin E
Sheabutter		Gurkenextrakt
Traubenkernöl		Fibrostimulin
Weizenkeimöl		Squalan
		Glycerin

Rohstoffe für normale und junge Haut

Öle	Flüssigkeiten	Wirkstoffe
Mandelöl	Aloe-vera-Wasser	Aloe vera 10-fach
Traubenkernöl	Lavendelwasser	Allantoin
Sheabutter	Neroliwasser	Sorbit
Kokosöl Virgin	Rosenwasser	D-Panthenol
Kakaobutter		Vitamin A
Jojobaöl		Vitamin E
		Gurkenextrakt
		Teebaumfluid
		Squalan

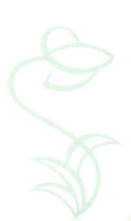

Wenn es schnell gehen muss ...

Kosmetik selber machen ist ein sehr hingebungsvolles, ja fast sinnliches Hobby. Da will man sich gerne Zeit nehmen. Aber manchmal muss es einfach schnell gehen, weil man rasch ein individuelles Geschenk braucht oder weil ein Produkt überraschend ausgegangen ist.

Natürlich geht es auch schneller – wenn es sein muss – und hier gebe ich Ihnen gerne die Tipps und Tricks weiter. Übrigens, viele der Tipps stammen von befreundeten Rührer/innen, die Ihnen ihre Rezepte im Kapitel »Rezepte von Kursteilnehmerinnen« zur Verfügung gestellt haben.

▬ Erwärmen und schmelzen in der Mikrowelle
Ja, natürlich können Sie die Öle und festen Fette auch in der Mikrowelle schmelzen. Das Problem dabei ist nur, dass man die Temperatur schwer regeln kann, die Öle dann eventuell zu heiß werden und an Wirkung verlieren. Aber wenn's schnell gehen soll ...

▬ Rühren mit dem Pürierstab
Auch das funktioniert gut, allerdings benötigen Sie dafür viel Masse. Durch die hohe Umdrehung werden Cremes sehr gut vermengt und haben eine einzigartige Konsistenz. Ich verwende ihn gerne, wenn ich große Mengen an Bodylotion mache.

▬ Rühren mit Multimixgeräten
Das habe ich schon ein paar Mal in Ermangelung eines Handmixers im Sommerhäuschen gemacht. Ich war von der sahnigen Konsistenz der Creme sehr überrascht. Die Emulgatoren, Wachse und Öle in den Mixbecher geben, dann direkt in die Mikrowelle stellen, schmelzen lassen und das ebenfalls erwärmte Wasser dazu. Becher mit dem Mixaufsatz verschließen und in das Gerät drehen. 30 Sekunden laufen lassen, kurz abdrehen und nochmals 20 Sekunden laufen lassen.

Bodylotions im Schraubglas

Besonders flott und unkompliziert funktioniert das Herstellen von Bodylotion im Schraubglas. Alle Zutaten der Fettphase in ein Schraubglas geben und schmelzen lassen, erwärmte Flüssigkeit in das Schraubglas mit der Fettphase geben und gut verschließen.

Das Glas mit einem Küchenhandtuch gut umwickeln und nun vorsichtig anschütteln. Sie sollten nun ein kurzes »Pfft« hören, da entweicht überschüssige Luft aus dem Glas. Nun können Sie kräftig schütteln, ins kalte Wasserbad stellen und immer wieder herausnehmen und schütteln.

Mit dieser Methode lassen sich auch Cremes herstellen, viele Rührer/innen schwören darauf und verwenden nichts anderes als ihre Schraubgläser auch für die Cremeherstellung.

Alles zusammen in ein Gefäß

Für die ganz Schnellen unter Ihnen, die so gar keine Zeit aufbringen können, denen alles ganz flott gehen muss, hier noch ein kleiner Tipp. Geben Sie alle Zutaten – bis auf die Wirk- und Duftstoffe und natürlich auch ohne Konservierung – in ein Becherglas und stellen alles zusammen in die Mikrowelle. Bitte Vorsicht, es darf nicht zu heiß sein. Bei einem 700 Watt-Gerät reichen 30–40 Sekunden. Ich würde alle 20 Sekunden mal reinschauen, ob nicht schon alles geschmolzen ist. Dann rühren und in die ausgekühlte Creme die fehlenden Wirkstoffe, Düfte und die Konservierung geben.

Ist aber wirklich nur was für die flotten Gemüter!

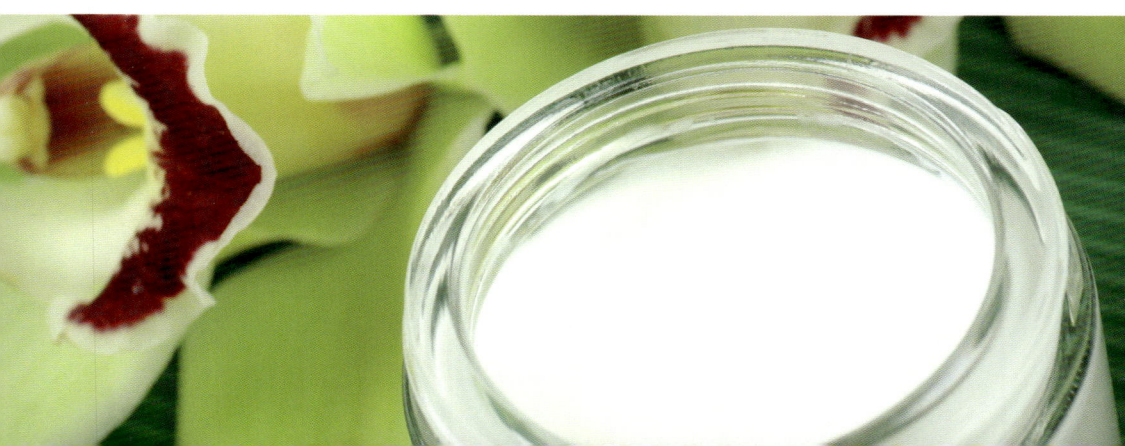

Was tun, wenn ...

Warum trennt sich in meinem Tiegel Öl und Wasser?

Da gibt es einige Gründe, aber prinzipiell meine ich, wenn sich Wasser oder Öl absetzt, dann ist zuwenig Emulgator genommen worden oder – ist ja logisch – zuviel Wasser.

Zu wenig Emulgator

Wenn Sie im Nachhinein ahnen, zu wenig Emulgator abgewogen zu haben, dann gibt es die Möglichkeit, den Tiegelinhalt nochmals in ein Becherglas zu geben und nochmals zu erwärmen (aber nicht zu heiß werden lassen, ca. 50–60 Grad C). Die Phasen trennen sich dann wieder. Öl schwimmt obenauf, und nun geben Sie die fehlende Menge Emulgator, meist genügen 1–2 g, dazu und lassen es unter Rühren mitschmelzen!

Durch die Erwärmung leiden zwar die Wirkstoffe, die können Sie später aber wieder in kleineren Mengen zusetzen.

Wenn der Emulgator geschmolzen ist, vom Herd nehmen und wieder aufmixen! Rühren Sie diesmal die Creme aber solange, bis sie handwarm ist, ohne sie in ein kaltes Wasserbad zu stellen. So, nun sollte es geklappt haben, und es steht eine kompakte Creme vor Ihnen.

Falsche Kombination der Emulgatoren und der Flüssigkeiten

Erinnern Sie sich noch, dass ich Ihnen erzählt habe, dass Tegomuls ein wenig »zickig« ist? Für mich einer der tollsten Emulgatoren, aber man muss ihn zu nehmen wissen!

Haben Sie vielleicht Tegomuls mit Aloe-vera-Wasser kombiniert? Das ist ihm zu sauer! Wie auch Harnstoff, Salzsole oder Zitronensaft nicht unbedingt die Favoriten von Tegomuls sind! Wenn ja, dann wissen Sie jetzt, warum es sich trennt. Tegomuls mag es nicht PH-sauer.

In Kombination mit anderen Emulgatoren wie Lamecreme oder Emulsan legt sich dieses Verhalten allerdings, und Sie müssen nicht so aufpassen.

◼ Warum riecht meine Creme »sauer«?

Viele Rohstoffe haben einen Eigengeruch, der dann auf der warmen Haut erst so richtig herauskommt. Bedenken Sie, wenn Sie eigene Kreationen machen, ob Öle stark riechen. Zum Beispiel: Wenn Sie eine Creme aus grünem Avocadoöl, Weizenkeimöl und Aloe-vera-Wasser rühren, haben Sie 3 wundervolle hochwirksame »Stinkbomben« in Ihrer Creme. Gemeinsam sorgen sie für einen säuerlichen Geruch, den Sie natürlich beim Auftragen wahrnehmen.

Also: Auf die Kombination achten, wenn Sie »geruchsempfindlich« sind!

◼ Warum ist meine Creme »grieselig«?

Haben Sie vielleicht Sheabutter verwendet? Ja? Bei Sheabutter muss man aufpassen, dass sie nicht zu heiß wird. Über ca. 45 Grad C erwärmt, bilden sich in der dann erkalteten Creme kleine grieselige Kügelchen, die zwar mit der Hautwärme sofort schmelzen, aber es sieht nicht gut aus und fühlt sich nicht gut an.

Da hilft nur, beim nächsten Mal alle Zutaten der Fettphase außer Sheabutter schmelzen, vom Herd nehmen und in die Restwärme die klein geschnittene Sheabutter geben und mitschmelzen. Wie gewohnt nun weiterarbeiten (Wasserphase dazu, etc.)

◼ Warum ist meine Creme dünnflüssig?

Wenn Ihre Creme frisch gerührt ist, kann es sein, dass die Konsistenzgeber, also die festen Fette oder Wachse, noch nicht ganz zu ihrer Festigkeit gefunden haben. Bei vielen Produkten wartet man 1–2 Tage, um die Endfestigkeit zu sehen, denn Konsistenzgeber dicken meist noch nach.
Verändert sich die Konsistenz aber nicht, dann haben Sie vielleicht zu wenig feste Stoffe in der Creme. Tauschen Sie die Hälfte der Ölmenge

gegen ein festes Fett – nach Hauttyp – z.B. Sheabutter oder Kakaobutter. Dann wird das fertige Produkt fester.

Es kann aber auch am Rezept liegen, dass wenig Emulgator verwendet wird – bewusst zwar, aber Ihnen gefällt die Konsistenz nun mal nicht. Da gilt es, den Emulgator-Anteil ein wenig zu erhöhen, oft genügen 1–2 Gramm!

Warum ist meine Creme so dick?

Zu viel Emulgator? Zu viele feste Stoffe? Zu viele Wachse? Ertappt? Wenn sie Tegomuls, Lamecreme oder Emulsan verwendet haben, können Sie auch im Nachhinein noch Flüssigkeit in die fertige Creme rühren.

Bei kleinen Crememengen nehmen Sie eine teelöffelgroße Menge Flüssigkeit und rühren Sie diese unter, wiederholen Sie diesen Vorgang solange, bis die gewünschte Konsistenz entsteht!

Bei Bodylotions haben Sie ja meist viel Emulgator verwendet, da können Sie in 5–10-Gramm-Schritten Flüssigkeiten direkt in die Flasche geben und kräftig schütteln. Notieren Sie sich diese Korrekturen aber, dann gelingt Ihnen das geänderte Rezept beim nächsten Mal noch besser!

Warum verfärbt sich meine Creme?

Wenn die Verfärbung nicht auf die Eigenfarben der Öle, Wachse oder Wirkstoffe zurückgeführt werden kann, dann ist Vorsicht geboten.

Dieses Phänomen haben wir besonders bei den nicht konservierten Cremes oder bei Cremes mit natürlichen Konservierungen festgestellt. Da haben dann die Bakterien schon zugeschlagen – weg damit!

Sollten Sie noch Fragen haben, dann schreiben Sie uns. Wir werden versuchen, alle Fragen zu beantworten!

Weitere Rohstoffe

Ich habe Sie endlich soweit, Sie sind diesem Hobby verfallen! Wollen Sie wissen, welche herrlichen Rohstoffe noch auf Sie warten? Lesen Sie die Kurzporträts dazu, und auch das ist nur ein kleiner Ausschnitt!

Öle bzw. feste Fette

Algenöl	Trockene Haut, Cellulitis
Arganöl	Anti-Aging, reife Haut
Aprikosenkernöl	Jeder Hauttyp, Babykosmetik
Avellanaöl	Trockene Haut, sensible Haut
Emuöl	Neurodermitisöl, trockene Haut
Haselnussöl	Jeder Hauttyp, trockene Haut
Johanniskrautöl	Unreine entzündliche Haut
Mangobutter (festes Fett)	Jeder Hauttyp, trockene Haut
Marulaöl	Jeder Hauttyp, trockene Haut
Monoi de Tahiti (festes Fett)	Jeder Hauttyp, trockene Haut
Kameliensamenöl	Trockene sensible Haut
Kirschkernöl	Empfindliche Haut
Nachtkerzenöl	Schuppenflechte, trockene Haut
Olivenbutter (festes Fett)	Sehr trockene Haut
Reiskeimöl	Trockene sensible Haut
Schwarzkümmelöl	Schuppenflechte, sensible Haut
Sesamöl	Regeneration, trockene Haut
Walnussöl	Trockene irritierte Haut
Wassermelonensamenöl	Fettende Haut, Babykosmetik

Flüssigkeiten

Cistrosenhydrolat	Großporige Haut, reife Haut
Eucalyptushydrolat	Fettende Mischhaut
Kamillenhydrolat	Sensible irritierte Haut
Muskatellersalbeihydrolat	Unreine fettende Haut

Pfefferminzhydrolat	Unreine fettende Haut, Deospray
Rosmarinhydrolat	Mischhaut mit Akne
Sandelholzhydrolat	Trockene rissige entzünd. Haut
Teebaumhydrolat	Unreine fettende Haut mit Akne
Zitronenhydrolat	Reife Haut, fettende Haut
Zypressenhydrolat	Couperose, großporige Haut

Wirkstoffe

Alaun	Blutstillend, adstringierend
Bioschwefel	Fettende schuppende Haut
Elastinpulver	Trockene/s Haut & Haar
Hyaluronsäure	Feuchtigkeitsarme Haut, reife Haut
Liposomen-Gel	Reife Haut
Seidenprotein	Beanspruchte/s Haut & Haar
Mandelfluid	Trockene/s Haut & Haar
Kaffeebohnenextrakt	Cellulitis, straffend
Colaextrakt	Cellulitis, straffend
Grüntee-Extrakt	Anti-Aging
Kaviarextrakt	Repair-Effekt

Emulgatoren

Glycerinstearat SE	Leichte »feuchte« Emulsionen
Cetearyl Alkohol & Cetearyl	Schwerere Emulsionen und
Glucoside	bei trockener Haut
P3P	Normale oder fettende Haut

Konsistenzgeber

Walratersatz	Für jeden Hauttyp
Monoi de Tahiti Frangipani	Trockene Haut
Carnaubawachs	Für Lippenstifte

Literaturhinweise und Adressen

Bücher

Die 5-Minuten-Kosmetik
von Jean Pütz, Christine Niklas. Vgs-Verlag 1990

Schminken, pflegen, schönes Haar
von Jean Pütz, Christine Niklas. Vgs-Verlag 1989 –
wird nicht mehr aufgelegt! Antiquariat!

Aromakosmetik
von Monika Jünemann, Walburga Obermayr,
2. Auflage, Windpferd-Verlag 1991

Websites

www.hobby-kosmetik.de
Eine nichtkommerzielle Seite einer begnadeten Kosmetik-Rührerin.
Übersichtlich gegliedert, informativ und mit vielen Tipps und Tricks.

www.olionatura.de
Der Kosmetik zum Selbermachen hinter die Töpfe geguckt. Leicht verständlich, aber wissenschaftlicher aufgebaut, geht die Betreiberin den Dingen auf den Grund.

www.beautykosmos.de
Die Site für Kosmetik, Schönheit, Mode und einen großen Bereich für die Selberrührerin. Auch Seife sieden kommt nicht zu kurz. Ein Forum mit netten Beautys rundet das Angebot ab.

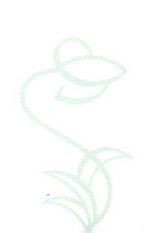

www.die-aufruehrer.de
Eine Website mit viel Platz für die Cremerührer und Seifensieder. Interessante Diskussionen im Forum und Austausch neuester Rezepte und Kniffe.

www.naturseife.com
Meiner Meinung nach die beste deutschsprachige Seifensiedersite im Web! Großes Forum, tolle Rezepte und die neuesten Erkenntnisse.

Rohstoffe & Kurse

www.kosmetikmacherei.at

Ein bisschen Werbung muss sein! Stöbern Sie nach Lust und Laune in unserem Webshop, sehen Sie sich die Rezepte an, checken Sie die Kurstermine und haben Sie einfach Freude daran! Wir versenden innerhalb von 24 Stunden und schicken unsere Pakete immer auf dem günstigsten Weg in alle Welt! Wir unterstützen Sie beim schönsten Hobby, das es für die kosmetikinteressierte Frau gibt.

Wenn Sie mehr über dieses wunderbare Hobby wissen möchten, besuchen Sie mich doch mal in Wien. Schauen Sie sich meinen Laden an, besuchen Sie einen meiner Kurse oder informieren Sie sich über die neuesten Rohstoffe. Zeit für ein »Pläuschchen« ist immer!

KOSMETIKMACHEREI
Florianigasse 75
1080 Wien
0043/1/407 03 93
kosmetikmacherei@chello.at